国家标准

经络穴位大图册

老中医养生堂 编著

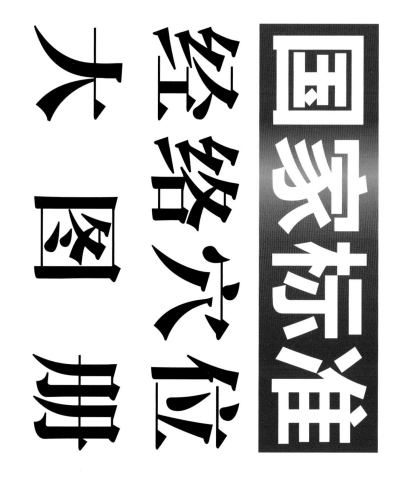

海峡出版发行集团 | 福建科学技术出版社
THE STRAITS PUBLISHING & DISTRIBUTING GROUP | FUJIAN SCIENCE & TECHNOLOGY PUBLISHING HOUSE

图书在版编目（CIP）数据

国家标准经络穴位大图册 / 老中医养生堂编著. —福州：福建科学技术出版社，2022.5（2023.5重印）

ISBN 978-7-5335-6672-2

I. ①国… II. ①老… III. ①经络 - 图解②穴位 - 图解 IV. ①R224.4

中国版本图书馆CIP数据核字（2022）第036257号

书　名	国家标准经络穴位大图册
编　著	老中医养生堂
出版发行	福建科学技术出版社
社　址	福州市东水路76号（邮编350001）
网　址	www.fjstp.com
经　销	福建新华发行（集团）有限责任公司
印　刷	福州德安彩色印刷有限公司
开　本	635毫米×965毫米　1/8
印　张	10
图　文	80码
版　次	2022年5月第1版
印　次	2023年5月第2次印刷
书　号	ISBN 978-7-5335-6672-2
定　价	42.80元

书中如有印装质量问题，可直接向本社调换

常见病症取穴指南

病症	取穴	病症	取穴
哮喘	肺俞[42]、天突[71]、膻中[70]、孔最[21]、定喘[72]、丰隆[31]	遗尿	中极[68]、膀胱俞[45]、三阴交[33]、关元[68]、气海[68]、肾俞[43]
咳嗽	肺俞[42]、列缺[21]、太渊[21]	尿失禁	气海[68]、关元[68]、肾俞[43]、中极[68]、百会[65]
冠心病	内关[53]、巨阙[69]、心俞[42]、膈俞[42]、合谷[23]	阳痿	关元[68]、肾俞[43]、三阴交[33]、足三里[30]、命门[67]
高血压	百会[65]、曲池[23]、合谷[23]、太冲[63]、三阴交[33]	上尿路结石	肾俞[43]、京门[58]、天枢[29]、气海[68]
原发性低血压	百会[65]、气海[68]、心俞[42]、脾俞[43]、肾俞[43]、足三里[30]	下尿路结石	肾俞[43]、次髎[45]、膀胱俞[45]、中极[68]、水道[29]
胃痛	中脘[69]、内关[53]、公孙[33]、足三里[30]、梁丘[30]	不育	气海[68]、关元[68]、太溪[51]、肾俞[43]、次髎[45]、秩边[46]、足三里[30]
胃下垂	中脘[69]、气海[68]、百会[65]、胃俞[43]、脾俞[43]、足三里[30]	尿潴留	关元[68]、水分[69]、中极[68]、三焦俞[43]、委阳[46]
呃逆	膈俞[42]、内关[53]、中脘[69]、膻中[70]、足三里[30]、公孙[33]、太冲[63]	阳明头痛	印堂[65]、上星[65]、阳白[59]、攒竹[40]、鱼腰[72]、合谷[23]、内庭[31]
呕吐	中脘[69]、胃俞[43]、内关[53]、足三里[30]	少阳头痛	太阳[72]、颔厌[59]、角孙[57]、率谷[59]、风池[60]、外关[55]、足临泣[61]
便秘	天枢[29]、大肠俞[43]、上巨虚[30]、支沟[55]、照海[51]	太阳头痛	天柱[41]、风池[60]、后溪[38]、申脉[47]、昆仑[47]
泄泻	神阙（用灸）[69]、天枢[29]、大肠俞[43]、上巨虚[30]、三阴交[33]	厥阴头痛	百会[65]、通天[41]、太冲[63]、太溪[51]、涌泉[51]
胆道蛔虫症	胆囊[74]、足三里[30]、支沟[55]、胆俞[43]、阳陵泉[61]	偏正头痛	印堂[65]、太阳[72]、头维[27]、悬厘[59]、外关[55]、足临泣[61]
胆结石	胆囊[74]、日月（右）[58]、期门（右）[63]、胆俞[43]、阳陵泉[61]	全头痛	百会[65]、印堂[65]、太阳[72]、头维[27]、阳白[59]、合谷[23]、风池[60]、外关[55]
肠易激综合征	上巨虚[30]、下巨虚[31]、天枢[29]、足三里[30]、三阴交[33]	三叉神经痛	四白[27]、颧髎[39]、下关[27]、地仓[27]、攒竹[40]、合谷[23]、内庭[31]、太冲[63]

病症	腧穴	病症	腧穴
坐骨神经痛	环跳[60]、阳陵泉[61]、风市[60]、中渎[61]、膝阳关[61]、悬钟[61]、足临泣[61]	急性踝部扭伤	阿是穴、解溪[31]、昆仑[47]、申脉[47]、照海[51]、丘墟[61]
神经性皮炎	风池[60]、大椎[67]、曲池[23]、血海[35]、委中[46]、膈俞[42]	类风湿关节炎	阿是穴、大椎[67]、身柱[67]、神道[67]、至阳[67]、筋缩[67]、脾俞[43]、肾俞[43]、委中[46]、足三里[30]、太溪[51]
面肌痉挛	攒竹[40]、颧髎[39]、合谷[23]、太阳[72]、四白[27]	耳鸣、耳聋	耳门[57]、听宫[39]、听会[59]、翳风[56]、中渚[54]、太冲[63]
面神经炎	阳白[59]、丝竹空[57]、攒竹[40]、颧髎[39]、颊车[27]、地仓[27]、合谷[23]、足三里[30]	复视	睛明[40]、丝竹空[57]、攒竹[40]、四白[27]、光明[61]
中风后遗症（神志清楚者）	肩髃[25]、曲池[23]、外关[55]、委中[46]、三阴交[33]、足三里[30]、太冲[63]	过敏性鼻炎	迎香[25]、印堂[65]、风池[60]、肺俞[42]、列缺[21]、合谷[23]、足三里[30]
中风后遗症（神志不清者）	水沟[65]、素髎[65]、百会[65]、内关[53]、三阴交[33]	下颌关节功能紊乱	阿是穴、下关[27]、颊车[27]、听宫[39]、合谷[23]
失眠	神门[37]、内关[53]、印堂[65]、百会[65]、四神聪[72]、合谷[23]、三阴交[33]、太冲[63]	带状疱疹	阳陵泉[61]、太冲[63]
颈椎病	大椎[67]、天柱[41]、后溪[38]、风池[60]	单纯性肥胖	脾俞[43]、胃俞[43]、天枢[29]、大横[35]、中脘[69]、下脘[69]、足三里[30]、上巨虚[30]、下巨虚[31]、三阴交[33]、太冲[63]
落枕	后溪[38]、天宗[39]、阿是穴*	痛经	关元[68]、三阴交[33]、十七椎[73]
肩周炎	肩髃[25]、肩髎[55]、肩贞[39]、阿是穴、条口[30]、承山[47]	更年期综合征（围绝经期综合征）	百会[65]、关元[68]、肾俞[43]、太溪[51]、三阴交[33]、太冲[63]
肱骨外上髁炎（网球肘）	压痛点、曲池[23]、手三里[23]、合谷[23]	不孕	关元[68]、三阴交[33]、秩边[46]、子宫[72]
腰椎间盘突出症	肾俞[43]、委中[46]、阿是穴	胎位不正	至阴（用灸）[47]
急性腕部扭伤	阿是穴、阳池[55]、阳溪[23]、阳谷[39]、外关[55]	产后乳少	膻中[70]、少泽[38]、足三里[30]
急性腰部扭伤	阿是穴、肾俞[43]、委中[46]	母乳不畅	肩井[58]、中府[21]、膻中[70]

*：阿是穴，指既无固定名称，亦无固定位置，而是以压痛点或病变局部或其他反应点等作为施术部位的一类腧穴。

2

经前乳胀	肝俞[43]、胃俞[43]、膻中[70]
闭经	会阴[68]、三阴交[33]、肾俞[43]、支沟[55]
月经量少或量多	关元[68]、肾俞[43]、太冲[63]
月经不调	三阴交[33]、血海[35]、肾俞[43]
妊娠反应	三阴交[33]、扶突[25]、中脘[69]
习惯性流产	关元[68]、太冲[63]、三阴交[33]
产后腰痛	水沟[65]、命门[67]、委中[46]
产后宫缩痛	中极[68]、三阴交[33]、足三里[30]
慢性盆腔炎	大敦[62]、曲泉[63]、三阴交[33]

复发性尿道炎	中极[68]、曲骨[63]、行间[62]
子宫脱垂	三阴交[33]、长强[67]、阴陵泉[33]
子宫后位	三阴交[33]、中极[68]、中脘（灸）[69]
输卵管炎	太冲[63]、足三里[30]、三阴交[33]
贫血	肝俞[43]、期门[63]、水泉[51]
面赤	人迎[27]、神庭[65]、昆仑[47]
腰膝寒冷	肓俞[49]、三阴交[33]、次髎[45]
水肿	阴市[30]、筑宾[51]、水分[69]、支沟[55]
痔疮	二白[73]、长强[67]、承山[47]、昆仑[47]
乳腺炎	膺窗[28]、膻中[70]、乳根[28]、少泽[38]

儿童常见病症取穴

腹泻	脾经[77]、大肠[77]、腹[77]、足三里[30]
咳嗽	肺经[77]、天突[71]、膻中[70]、乳根[77]
疳积	脾经[77]、板门[78]、四横纹[78]
脱肛	脾经[77]、七节骨[77]、龟尾[77]
遗尿	肾经[77]、三关[78]、三阴交[33]、丹田[77]
便秘	大肠[77]、腹阳池[78]、腹[77]、龟尾[77]

呕吐	天柱骨[77]、端正[78]、足三里[30]、腹[77]
厌食	脾经[77]、四横纹[78]、足三里[30]
夜啼	肝经[77]、心经[77]、小天心[78]、天河水[78]
腹痛	腹[77]、龟尾[77]、七节骨[77]
流涎	胃经[78]、天河水[78]、四横纹[78]、脾经[77]
鹅口疮	心经[77]、脾经[77]、板门[78]、小天心[78]

3

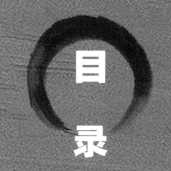

目 录

【十四经脉循行】

■ 手太阴肺经

■ 手阳明大肠经

扫一扫
经脉循行动起来

扫一扫
经脉循行动起来

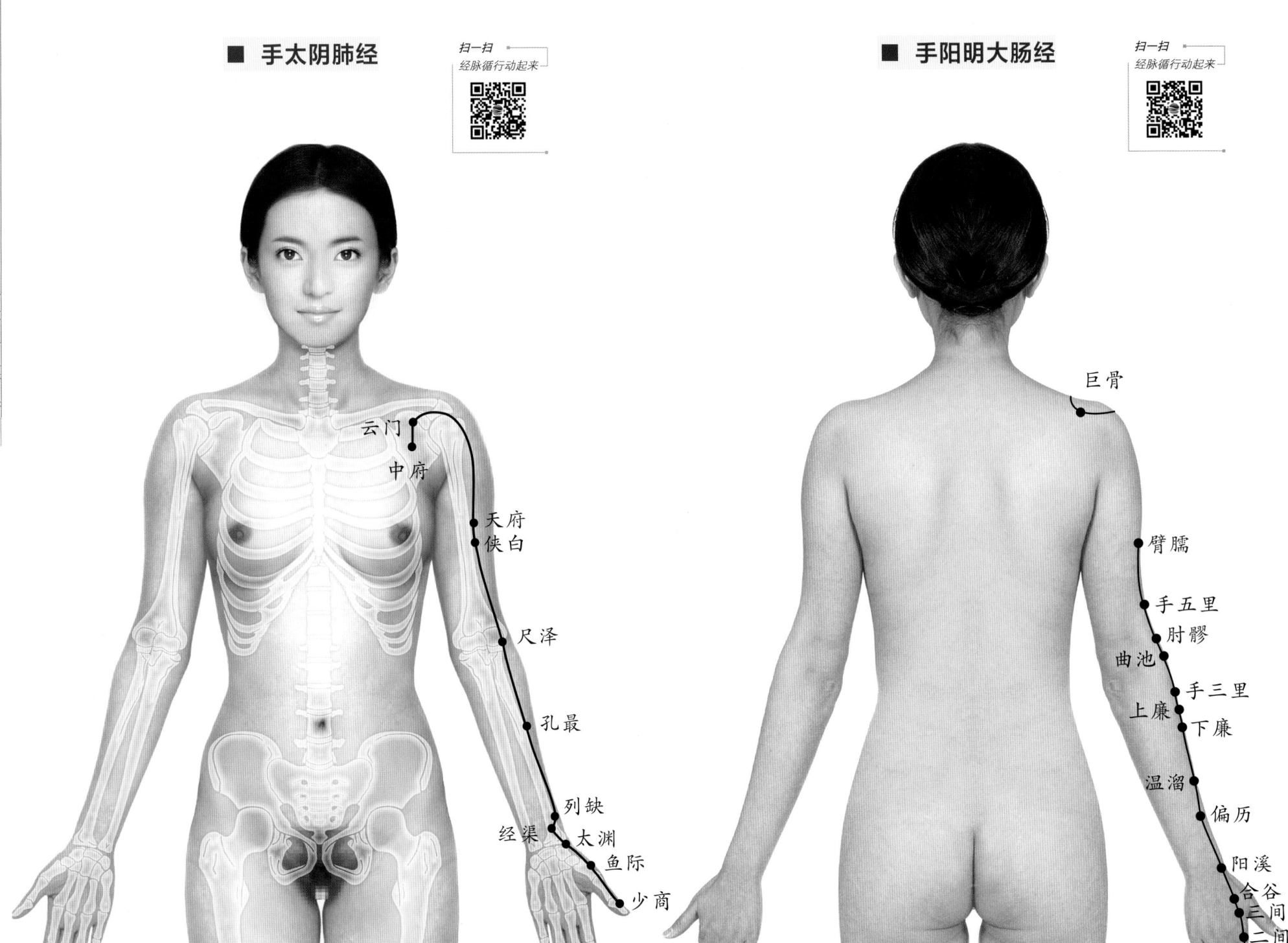

云门
中府
天府
侠白
尺泽
孔最
列缺
经渠
太渊
鱼际
少商

巨骨
臂臑
手五里
肘髎
曲池
手三里
上廉
下廉
温溜
偏历
阳溪
合谷
三间
二间

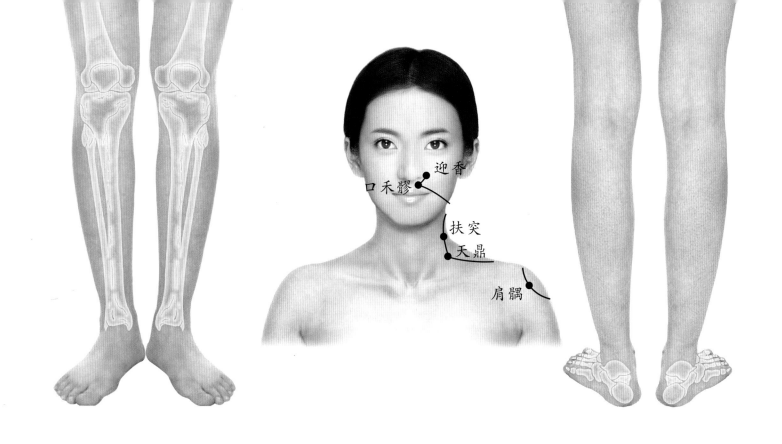

■ 手太阴肺经

起始于中焦胃部，向下联络于大肠，回绕过来沿着胃上口，穿过膈肌，进入肺脏。从肺系上行至气管、喉咙部横行出于腋下（中府、云门），沿上臂内侧下行，行于手少阴心经、手厥阴心包经的前面（天府、侠白），向下经过肘窝中（尺泽），沿前臂内侧前缘（孔最）进入寸口——桡动脉搏动处（经渠、太渊），上向大鱼际部，沿边际（鱼际），出于拇指的桡侧端（少商）。

经手腕后方的支脉：从列缺处分出，沿着臂侧走向食指的桡侧端，与手阳明大肠经相接。

■ 手阳明大肠经

起于食指末端（商阳），沿食指桡侧缘（二间、三间）向上，通过第1、2掌骨之间（合谷），进入两筋（拇长伸肌腱和拇短伸肌腱）之间（阳溪），沿前臂桡侧（偏历、温溜、下廉、上廉、手三里），进入肘部外侧（曲池、肘髎），再沿上臂外侧前缘（手

五里、臂臑），上走肩端，沿肩峰前缘，向上交会颈部（大椎），再向下入锁骨上窝部，联络肺脏，通过横膈，属于大肠。

缺盆部支脉： 从锁骨上窝上行颈旁（天鼎、扶突），通过面颊，进入下齿龈，回绕至上唇，交叉于水沟——左脉向右，右脉向左，分布在鼻孔两侧（迎香），并与足阳明胃经相接。

■ 足阳明胃经

扫一扫
经脉循行动起来

头维

四白
巨髎
地仓

承泣
下关
颊车
大迎
人迎
水突
气舍
缺盆
气户
库房
屋翳
膺窗
乳中
乳根
不容
承满
梁门
关门
太乙
滑肉门
天枢
外陵
大巨
水道
归来
气冲
髀关

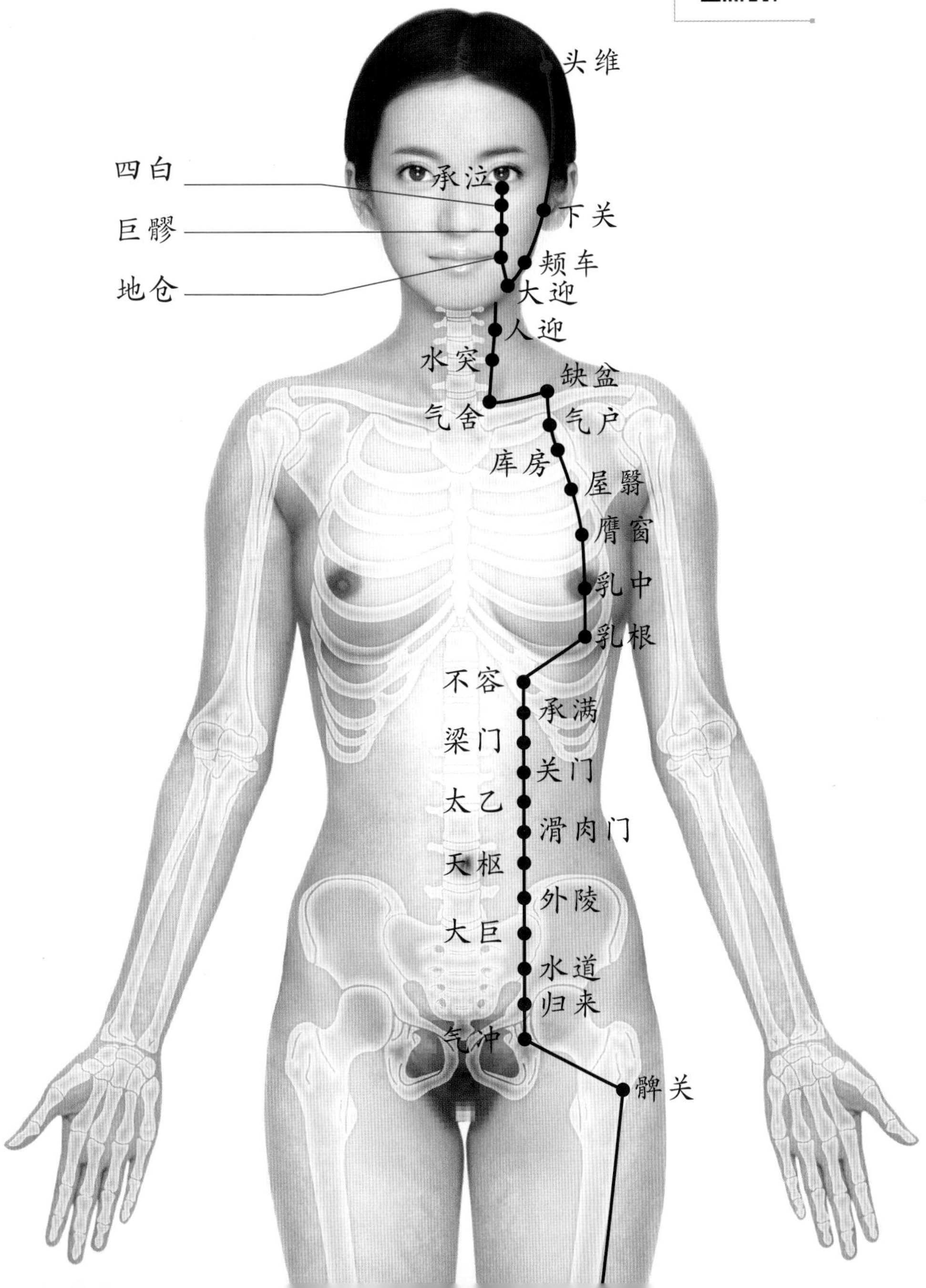

■ 足太阴脾经

扫一扫
经脉循行动起来

周荣
胸乡
天溪
食窦
腹哀
大横
腹结
府舍
冲门
箕门

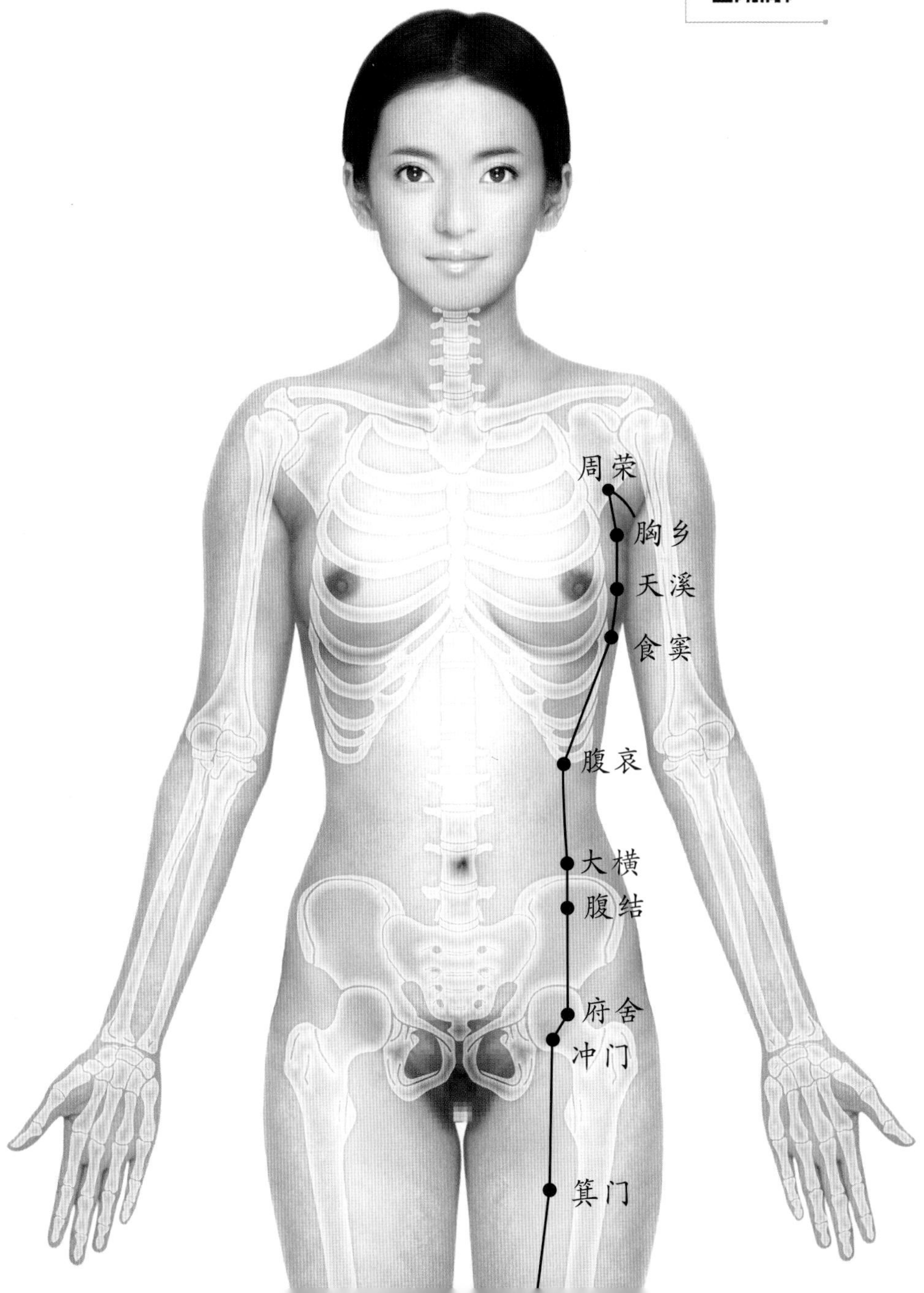

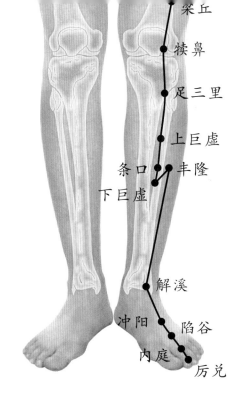

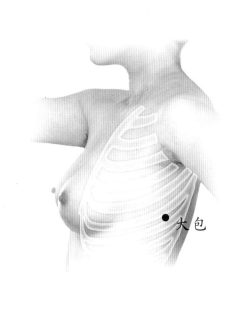

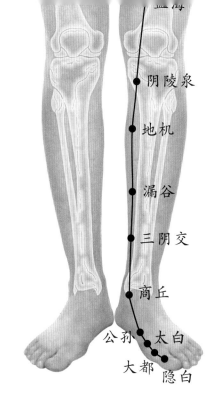

■ 足阳明胃经

起于鼻翼两侧，上行到鼻根部，与足太阳膀胱经相交会，向下沿鼻外侧进入上齿中，复出环绕口唇，向下左右两脉交会于颏唇沟处，再向后沿口腮后方，出于下颌大迎，沿下颌角上行耳前，经颧弓（下关），沿发际，到达前额。

面部支脉： 从大迎前下方走到人迎，沿着喉咙进入缺盆部，向下通过膈肌，属于胃，联络脾脏。

缺盆部直行的支脉： 从锁骨上窝向下，经乳头，向下挟脐旁，进入少腹两侧气冲。

胃下口部支脉： 沿腹部向下到气冲会合，再沿大腿前侧下行，下至膝盖，沿胫骨外侧前缘，下行至足背，进入第 2 趾外侧端。

胫部支脉： 从外膝眼下 3 寸（足三里）处分出，进入中趾外侧。

足背部支脉： 从足背分出，进入大趾内侧端，与足太阴脾经相接。

■ 足太阴脾经

从大趾末端开始（隐白），沿大趾内侧赤白肉际（大都），经过大趾本节后第 1 跖趾关节上行，到达内踝前面，向上行于小腿内侧，沿胫骨后缘（三阴交、漏谷），与足厥阴肝经交叉，行于肝经之前（地机、阴陵泉），向上经过膝关节和大腿内侧前缘（血海、箕门），进入腹部（府舍、腹结、大横）；属于脾，联络于胃（腹哀），通过膈肌，挟食管两旁，连系舌根，散布于舌下。

胃部的支脉： 从胃部分出，向上经过膈肌，流注心中，与手少阴心经相接。

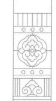

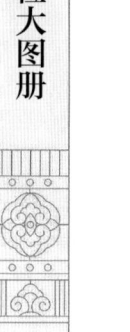
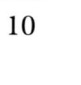
■ 手少阴心经

扫一扫
经脉循行动起来

青灵

少海

灵道

通里
阴郄

神门

少府

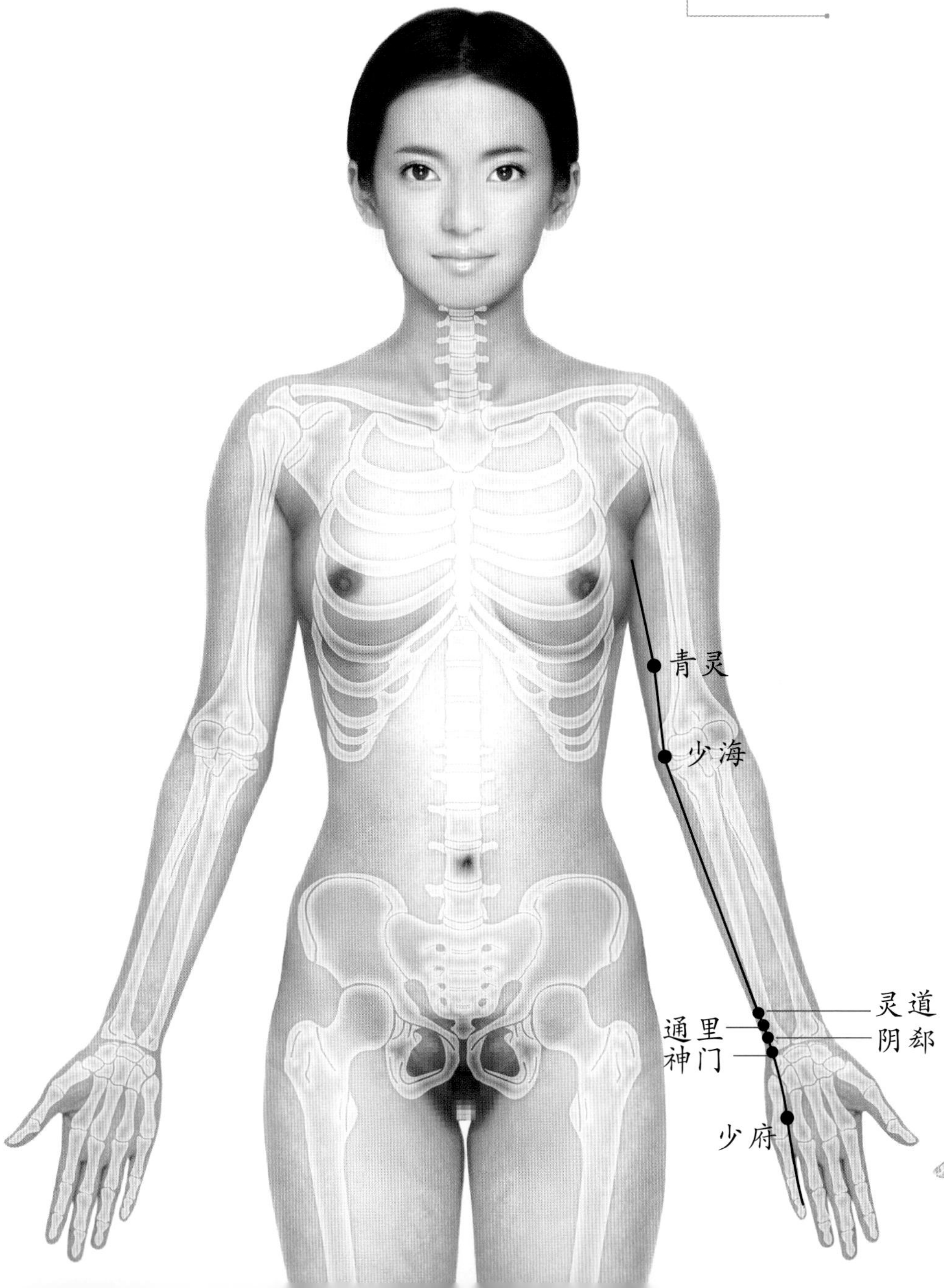

■ 手太阳小肠经

扫一扫
经脉循行动起来

肩中俞

秉风

肩外俞

臑俞

曲垣

天宗

肩贞

小海

支正

养老

阳谷

腕骨

后溪

前谷

少泽

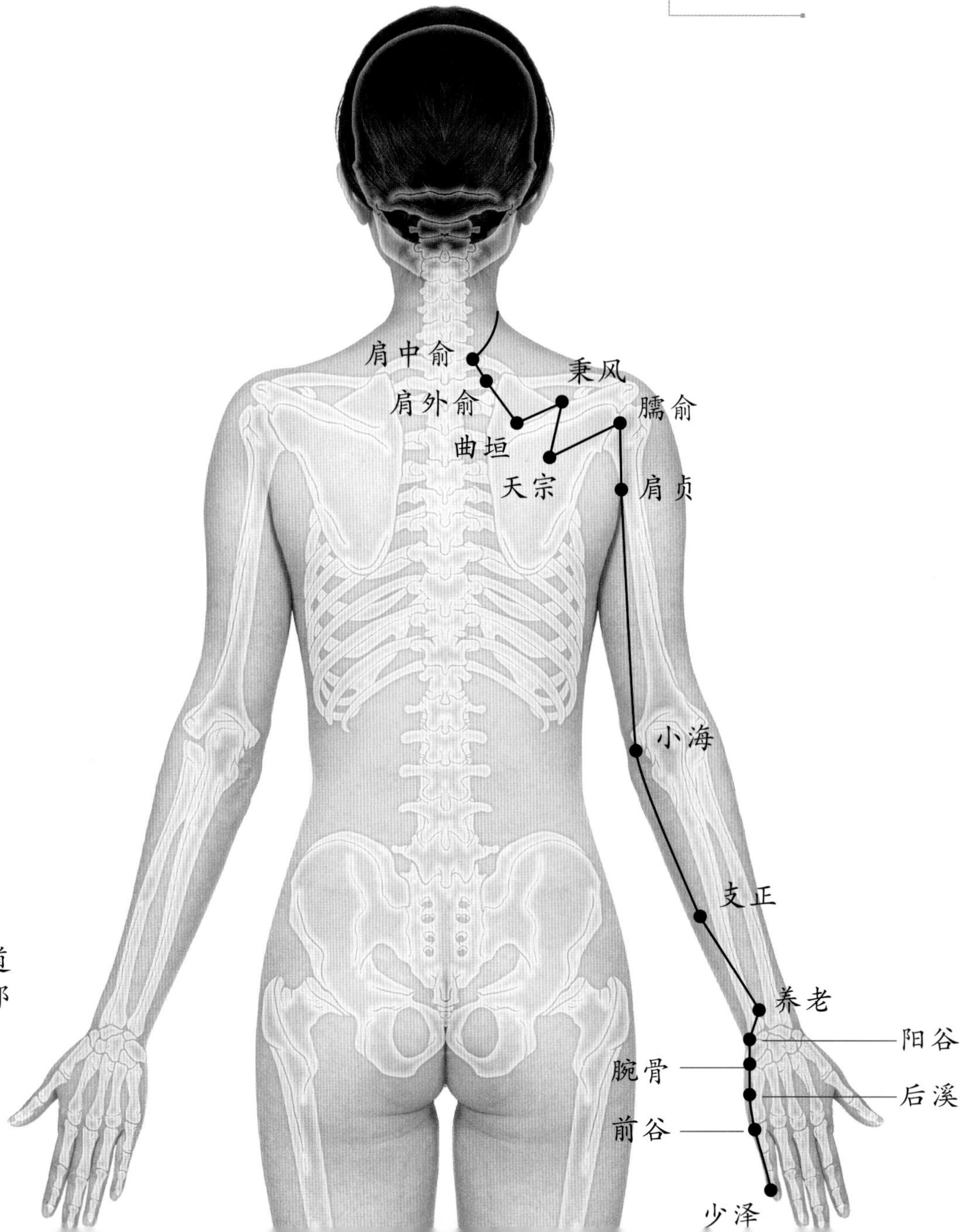

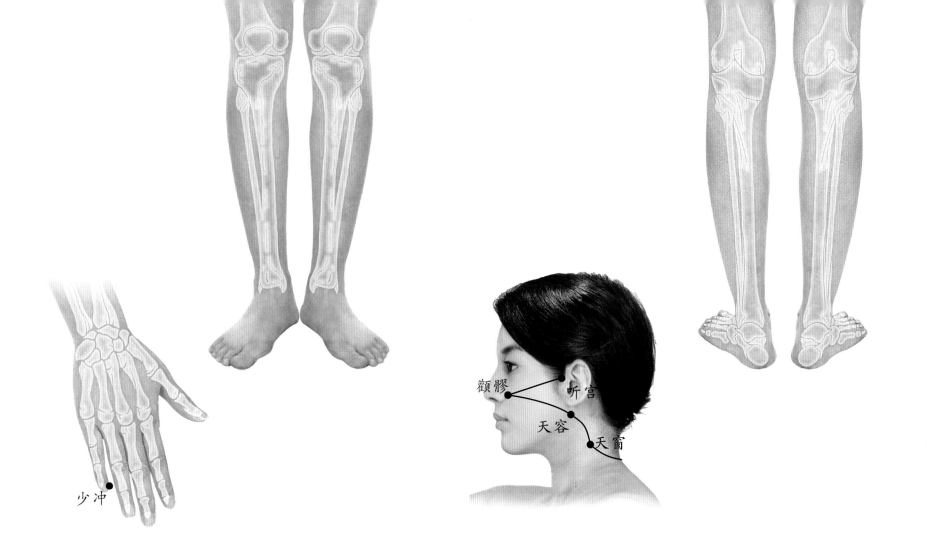

■ 手少阴心经

起于心中，出属心系（心与其他脏器相连的脉络），通过横膈，向下联络小肠。

心系向上的支脉： 起于心中，挟着咽喉上行，联结于目系（指眼球与脑相联系的脉络）。

心系直行的支脉： 向上行于肺部，再向下出于腋窝（极泉），沿上臂内侧后缘、肱二头肌内侧沟，

至肘窝内侧，沿前臂内侧后缘，到达掌后豌豆骨部，进入手掌，沿着小指桡侧，出于末端（少冲），与手太阳小肠经相接。

■ 手太阳小肠经

起于手小指尺侧端（少泽），沿手背尺侧上行至腕部，直上出于尺骨茎突，沿前臂外侧后缘上行，经过尺骨鹰嘴与肱骨内上髁之间，沿上臂外侧后

缘出于肩关节，绕行肩胛骨，左右两脉交会于肩上，再向下进入锁骨上窝（缺盆），联络于心，向下再沿食管，通过膈肌，到达胃，属于小肠。

缺盆部支脉： 沿颈部上至面颊，至目眶下，转入耳中（听宫）。

面颊部支脉： 上行到达目眶下，抵于鼻旁，至内眦（睛明），与足太阳膀胱经相接。

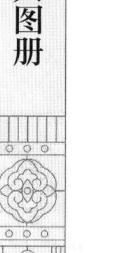
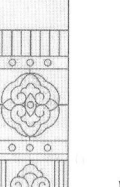
■ 足太阳膀胱经

扫一扫
经脉循动起来

■ 足少阴肾经

扫一扫
经脉循动起来

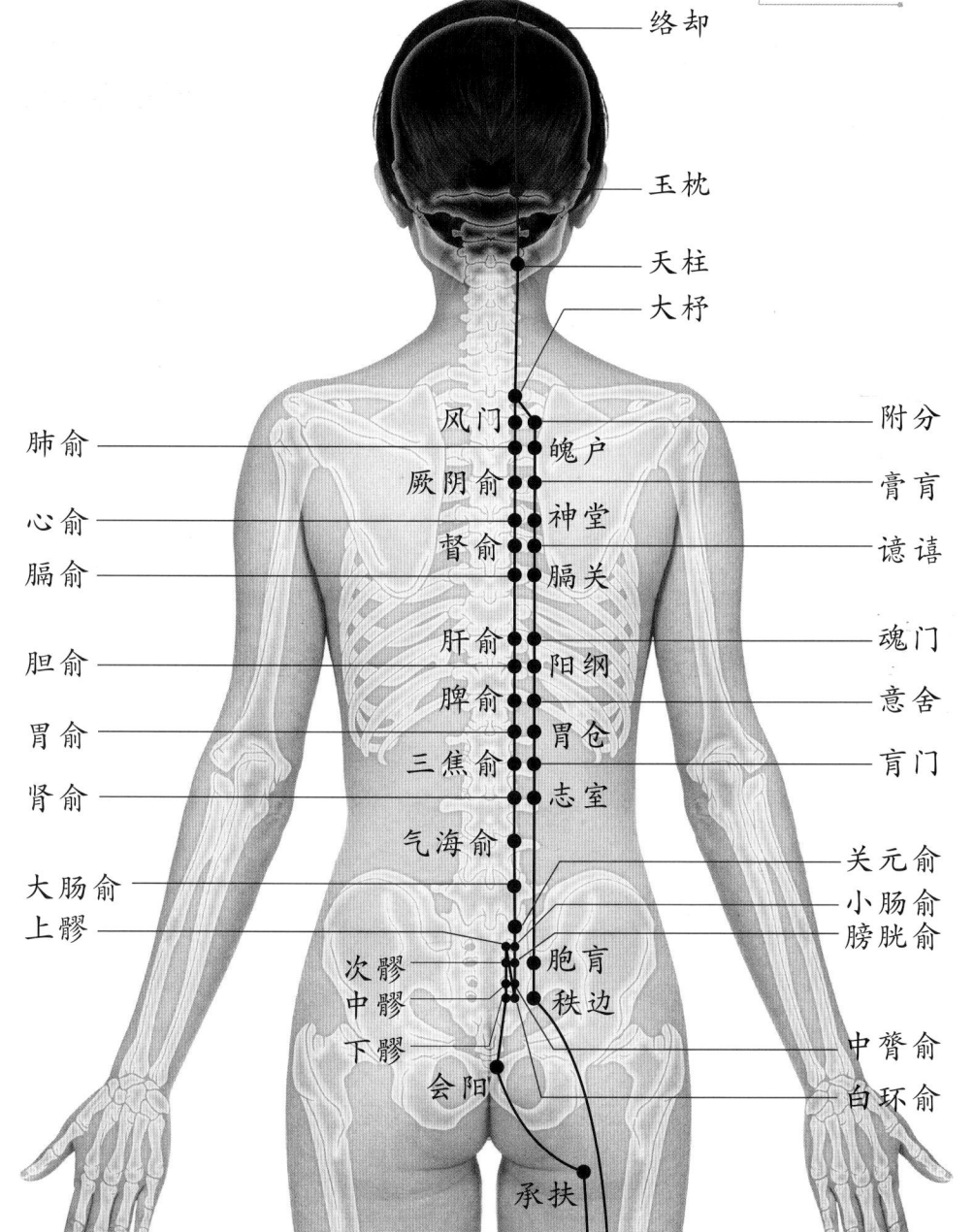

络却

玉枕

天柱

大杼

风门
魄户
厥阴俞
神堂
督俞
膈关
肝俞
阳纲
脾俞
胃仓
三焦俞
志室
气海俞

大肠俞
上髎
次髎
中髎
下髎
会阳

胞肓
秩边

承扶

肺俞
心俞
膈俞
胆俞
胃俞
肾俞

附分
膏肓
譩譆
魂门
意舍
肓门

关元俞
小肠俞
膀胱俞

中膂俞
白环俞

俞府
或中
神藏
封
步廊

幽门
阴都
商曲

中注

气穴

横骨

灵墟

腹通谷
石关

肓俞

四满

大赫

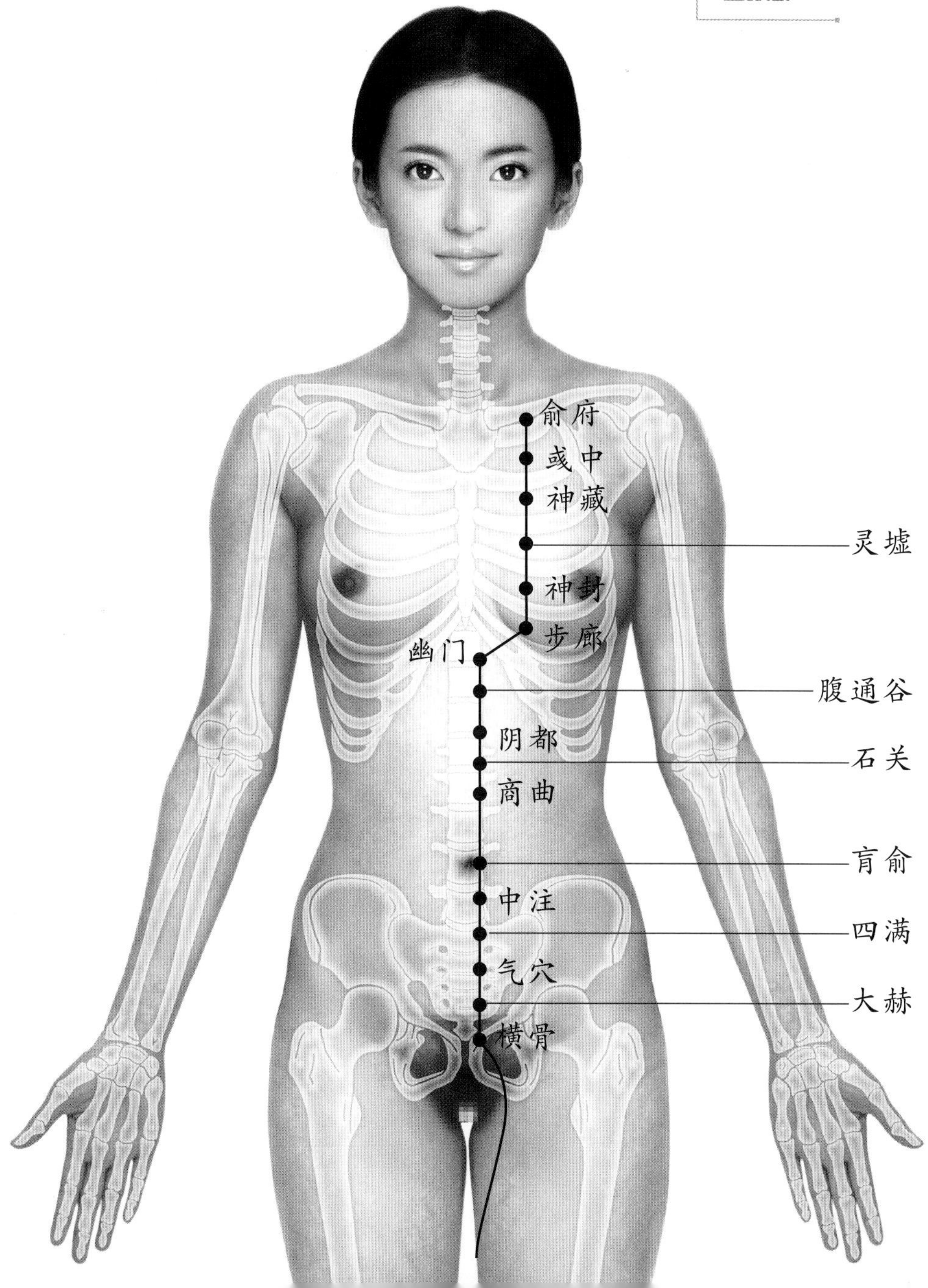

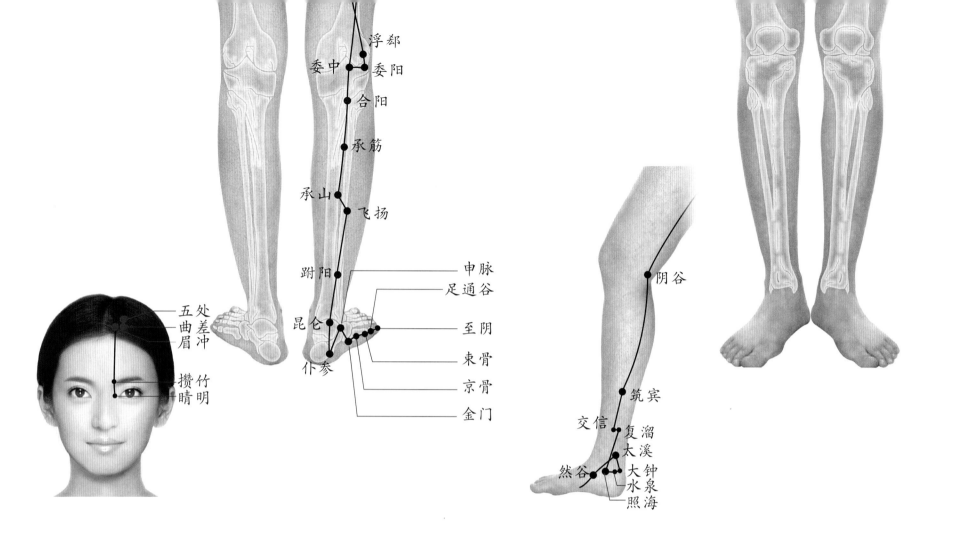

■ 足太阳膀胱经

起于内眦，向上经过前额，交会于头顶。

头顶部支脉：从头顶到达耳上角。

头顶部直行的支脉：从头顶入颅里联络大脑，从脑后浅出。行于项后，沿肩胛部内侧（大杼），从脊柱两侧到达腰部，从脊柱旁肌肉进入体腔，联络肾脏，属于膀胱。

腰部支脉：向下通过臀部，进入腘窝内（委阳）。

后项部支脉：通过肩胛骨内缘向下（附分），经过臀部下行，沿大腿后外侧与腰部下来的支脉会合于膝关节腘窝中（委中），由此向下，通过腓肠肌，出于外踝后方，至小趾外侧端，与足少阴肾经相接。

■ 足少阴肾经

起于小趾之下，斜走于足心（涌泉），出于舟骨粗隆的下方，沿内踝后缘，向上沿小腿内侧后缘，到达腘窝内侧，上行经过大腿内侧后缘，进入脊

柱内（长强），穿过脊柱，属于肾，联络膀胱。

直行的脉：从肾脏上行，穿过肝脏和膈肌，进入肺，沿喉咙，到达舌根两旁。

另一支脉：从肺中分出，联络心，流注于胸中，与手厥阴心包经相接。

面颊部支脉：上行到达目眶下，抵于鼻旁，至内眦（睛明），与足太阳膀胱经相接。

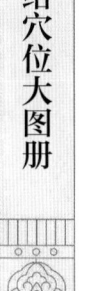
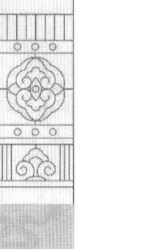

14

■ 手厥阴心包经

扫一扫
经脉循行动起来

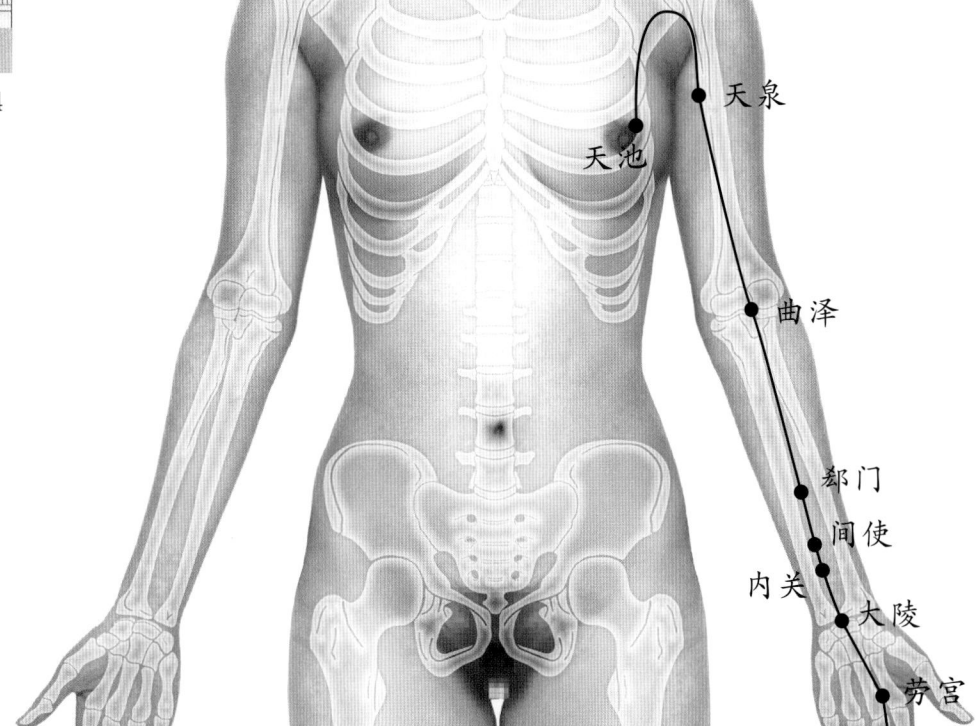

天泉
天池
曲泽
郄门
间使
内关
大陵
劳宫

■ 手少阳三焦经

扫一扫
经脉循行动起来

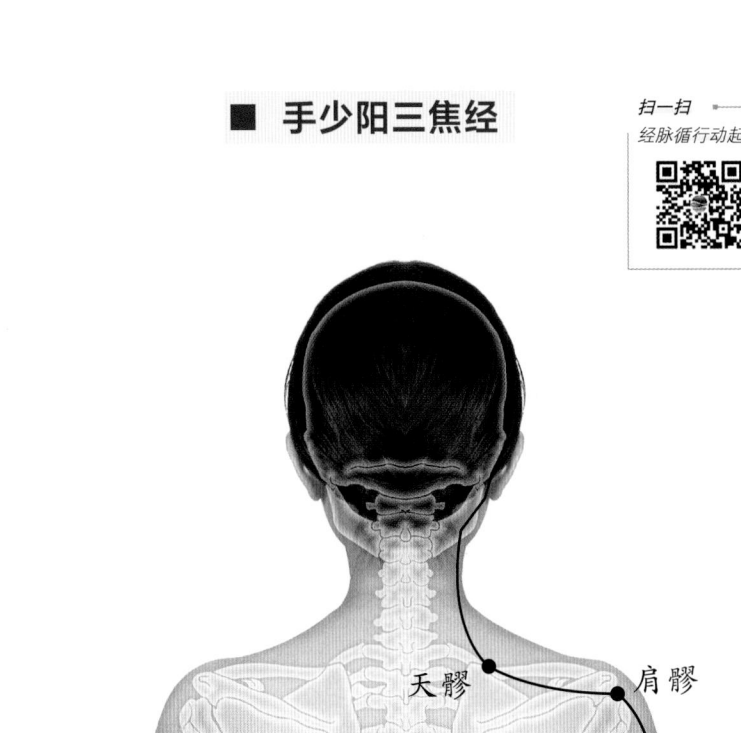
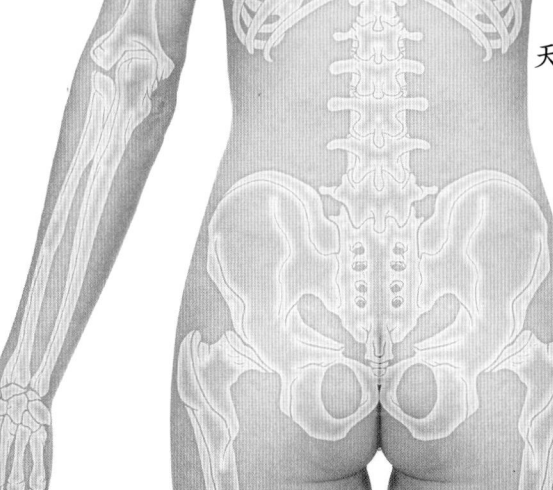
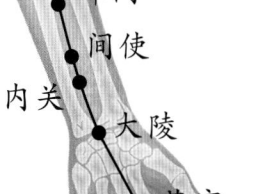

天髎
肩髎
臑会
消泺
清冷渊
天井
四渎
三阳络
会宗
支沟
外关
阳池
中渚
液门

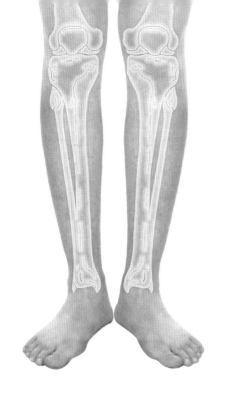

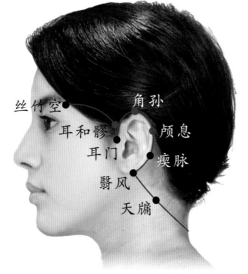

丝竹空

角孙

耳和髎

颅息

耳门

瘈脉

翳风

天牖

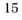

■ 手厥阴心包经

起始于胸中，出于心包络，向下通过膈肌，从胸部向下到达腹部，依次联络上、中、下三焦。

胸部支脉： 经过胸中，出于胁肋部，至腋下（天池），向上行至腋窝中，沿上臂内侧中央下行，行于手太阴和手少阴经之间，经过肘窝，向下行于前臂中间，进入手掌中，沿中指，出于中指指端（中冲）。

掌中支脉： 从掌中（劳宫）分出，沿无名指到指端（关冲），与手少阳三焦经相接。

■ 手少阳三焦经

起于无名指末端（关冲），向上行于小指与无名指之间（液门），沿着手背（中渚、阳池），出于前臂外侧尺骨和桡骨之间，向上通过肘尖，沿上臂外侧，向上通过肩部，出于足少阳胆经的后面，向前进入锁骨上窝（缺盆），分布于胸中，联络心包，向下通过膈肌，从胸至腹，属于上、中、下三焦。

胸中的支脉： 从膻中上行，出于锁骨上窝，向上行于后项部，联系耳后，直上出于耳上方，到额角，再下行至面颊，到达目眶下。

耳后的支脉： 从耳后入耳中，出走耳前，经过上关前，与前脉交叉于面颊部，到达外眦，与足少阳胆经相接。

■ 足少阳胆经

扫一扫
经脉循行动起来

承灵
正营
目窗
头临泣
本神
阳白
瞳子髎
上关
曲鬓
听会

颔厌
悬颅
悬厘
率谷
天冲
脑空
浮白
头窍阴
风池

完骨
肩井

渊腋
辄筋

日月

京门

带脉

五枢

维道
居髎
环跳

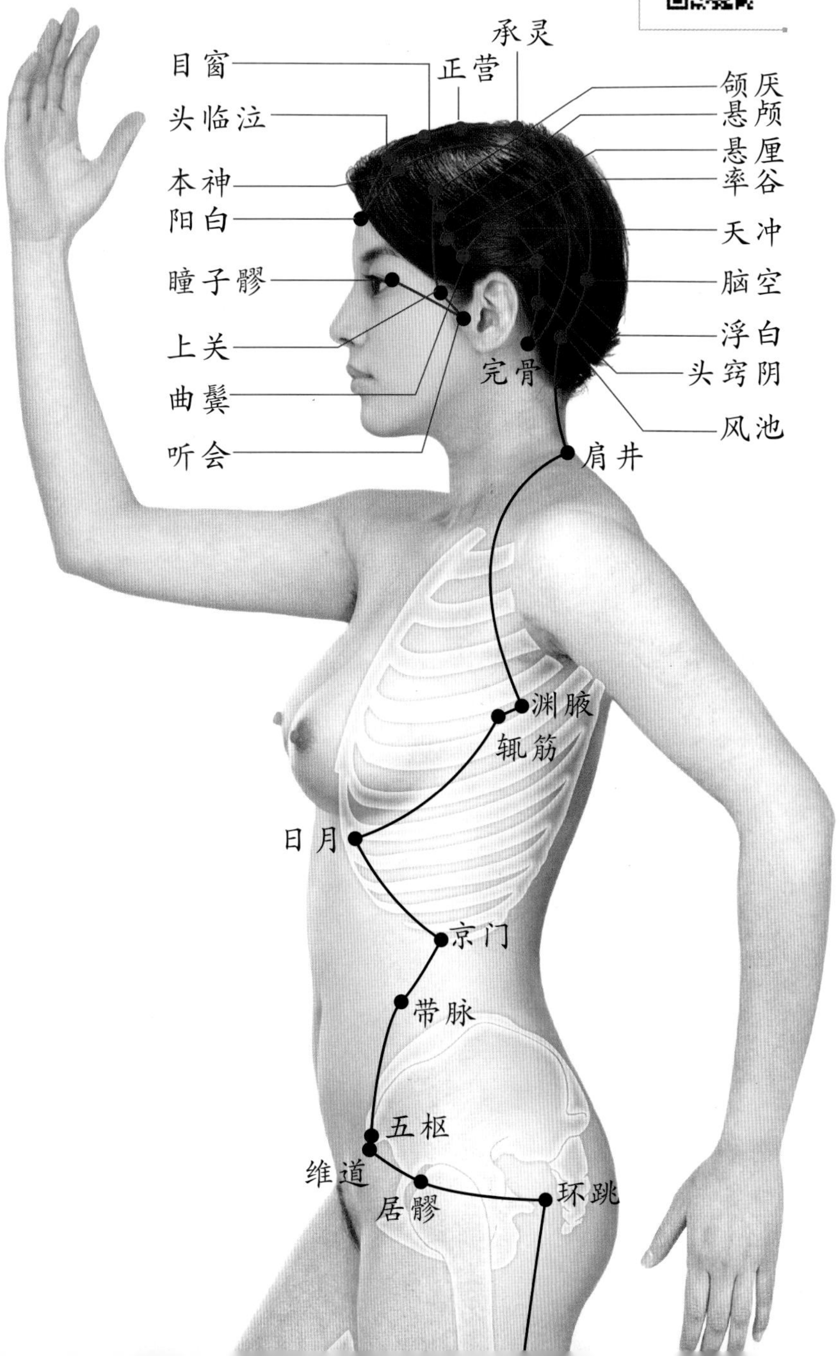

■ 足厥阴肝经

扫一扫
经脉循行动起来

期门

章门

急脉
阴廉
足五里

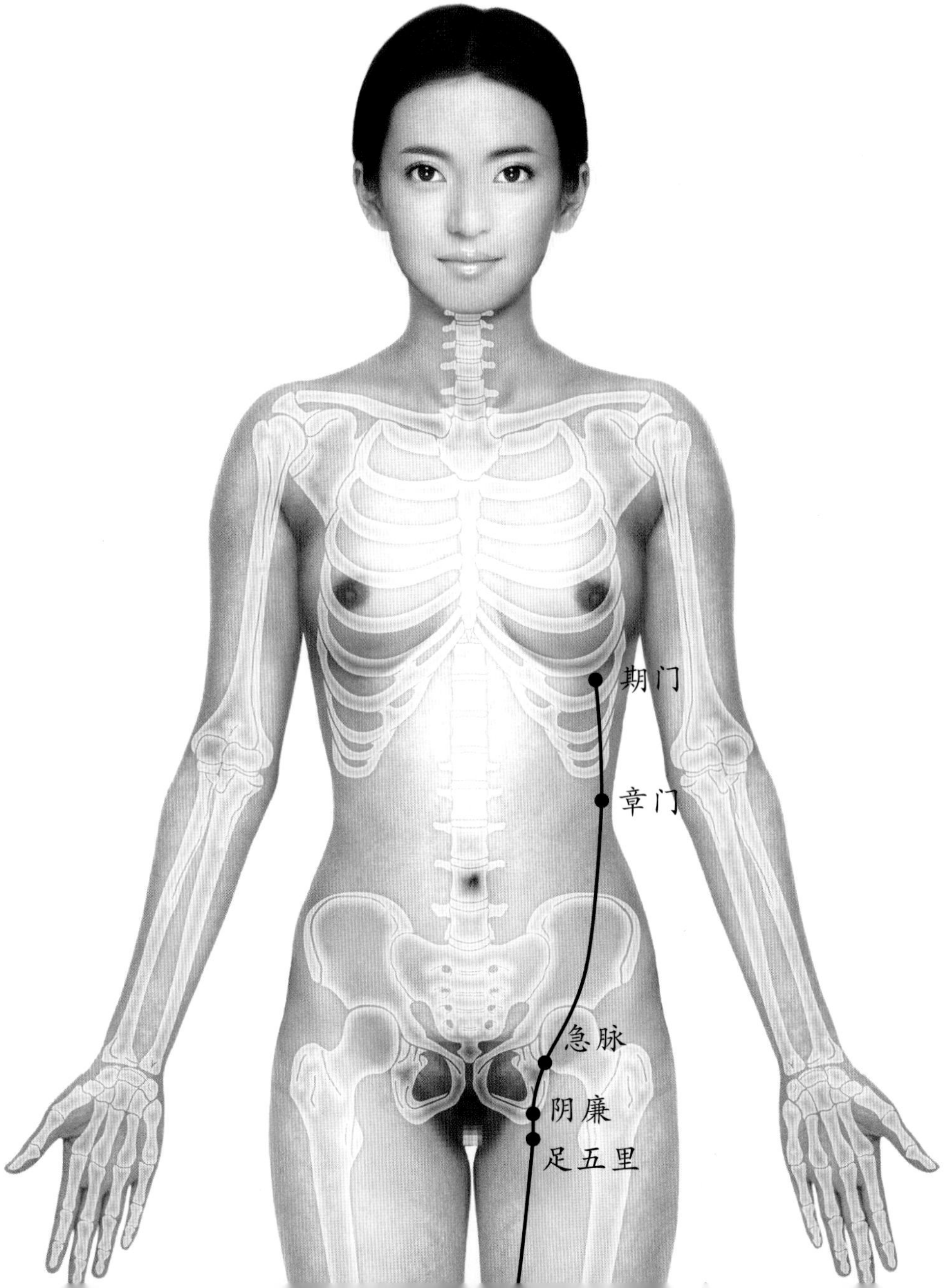

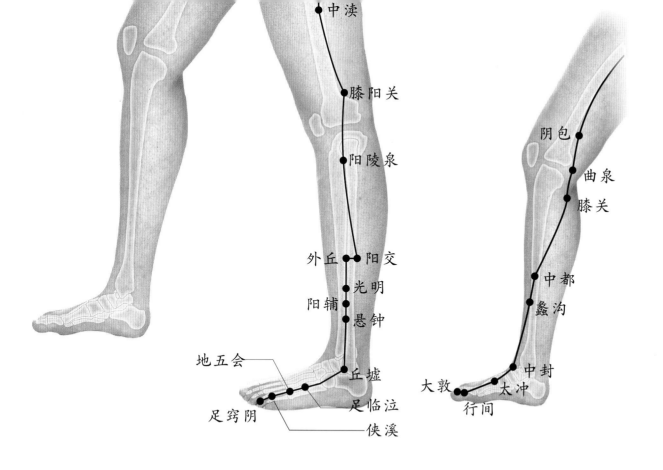

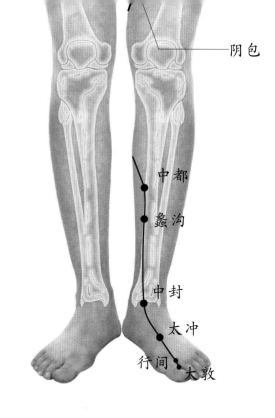

中渎
膝阳关
阳陵泉
外丘 阳交
光明
阳辅 悬钟
地五会
丘墟
足临泣
足窍阴 侠溪

阴包
曲泉
膝关
中都
蠡沟
大敦 中封
行间 太冲

阴包
中都
蠡沟
中封
太冲
行间 大敦

■ 足少阳胆经

始于外眦，上行到额角，向下经过耳后，沿着头颈下行至第7颈椎，退回来向前进入锁骨上窝（缺盆部）。

耳部的支脉： 从耳后进入耳中，出于耳前，至外眦后方。

外眦部的支脉： 从外眦分出，向下到大迎，与手少阳三焦经在眼下会合，下行至颈部，与前脉会合于锁骨上窝（缺盆），由此向下进入体腔，通过膈肌，联络于肝，属于胆，沿胁肋部，向下绕阴部毛际，横向进入髋关节部，与前脉会合于此。

缺盆部的支脉： 从锁骨上窝下向腋下，沿侧胸部，经过胁肋，向下与前脉会合于髋关节部。再向下，沿着大腿外侧，膝关节外侧，向下行于腓骨前缘，直下到腓骨下段，下出于外踝之前，沿足背到达第4趾外侧端。

足背的支脉： 从足背上分出，进入大趾端，回转来通过趾甲，出于大趾背毫毛部，与足厥阴肝经相接。

■ 足厥阴肝经

起于大趾，向上沿足背上行，经内踝前1寸处，行至内踝上8寸处，出于足太阴脾经之后，沿小腿内侧正中上行，经膝关节内侧，沿大腿内侧进入阴部，环绕阴部上至少腹部，挟胃旁过，属于肝，联络胆，再向上通过膈肌，分布于胁肋部，沿气管后侧，向上进入咽喉，连接于"目系"，再上行出于额部，与督脉交会于头顶。

"目系"的支脉： 从"目系"下行经过面颊，环绕口唇之内。

肝部的支脉： 从肝分出，通过膈肌，向上流注于肺，与手太阴肺经相接。

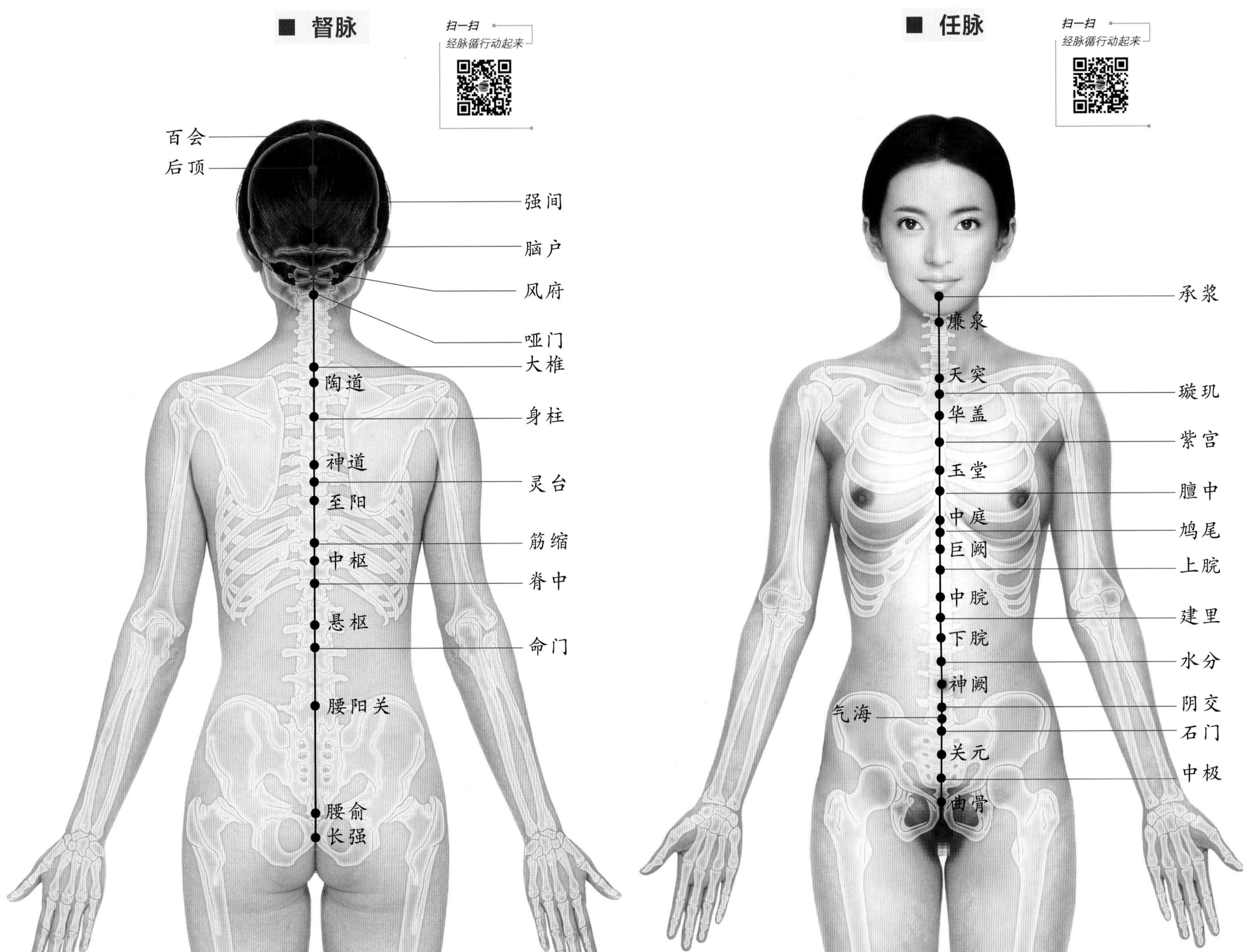

■ 督脉

扫一扫
经脉循行动起来

百会
后顶
强间
脑户
风府
哑门
大椎
陶道
身柱
神道
灵台
至阳
筋缩
中枢
脊中
悬枢
命门
腰阳关
腰俞
长强

■ 任脉

扫一扫
经脉循行动起来

承浆
廉泉
天突
璇玑
华盖
紫宫
玉堂
膻中
中庭
鸠尾
巨阙
上脘
中脘
建里
下脘
水分
神阙
阴交
气海
石门
关元
中极
曲骨

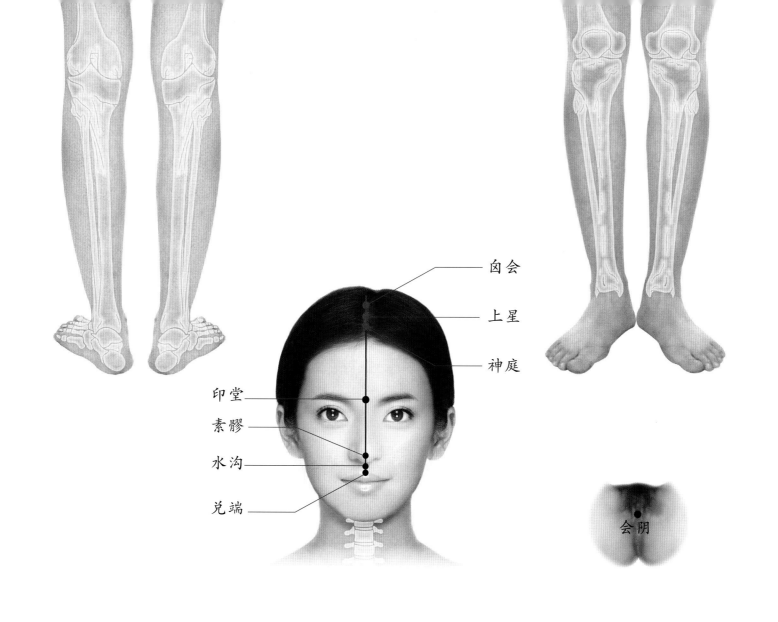

囟会
上星
神庭
印堂
素髎
水沟
兑端

会阴

十四经脉循行

■ 督脉

起于小腹内，下出于会阴部，向后至尾骶部的长强，沿脊柱上行，经项部至风府，进入脑内，沿头部正中线，上至巅顶（百会），经前额下行鼻柱至鼻尖，过水沟（人中），止于上齿系带处（龈交）。

分支1： 从脊柱里面分出，联络肾。

分支2：从小腹内分出，直上经过脐中，向上至心，到咽喉部，向上到下颌部，环绕口唇，至两目下中央。

■ 任脉

起于小腹内，下出于会阴部，向上行于阴毛部，沿着腹部正中线上行，经过曲骨、关元、鸠尾等，到达咽喉部（天突），到达下唇内，左右分行，环绕口唇，再分别通过鼻翼两旁，进入眼眶下，交于足阳明胃经。

分支：由胞中分出，与冲脉相并，上行于脊柱，循行于背部。

■ 手太阴肺经腧穴

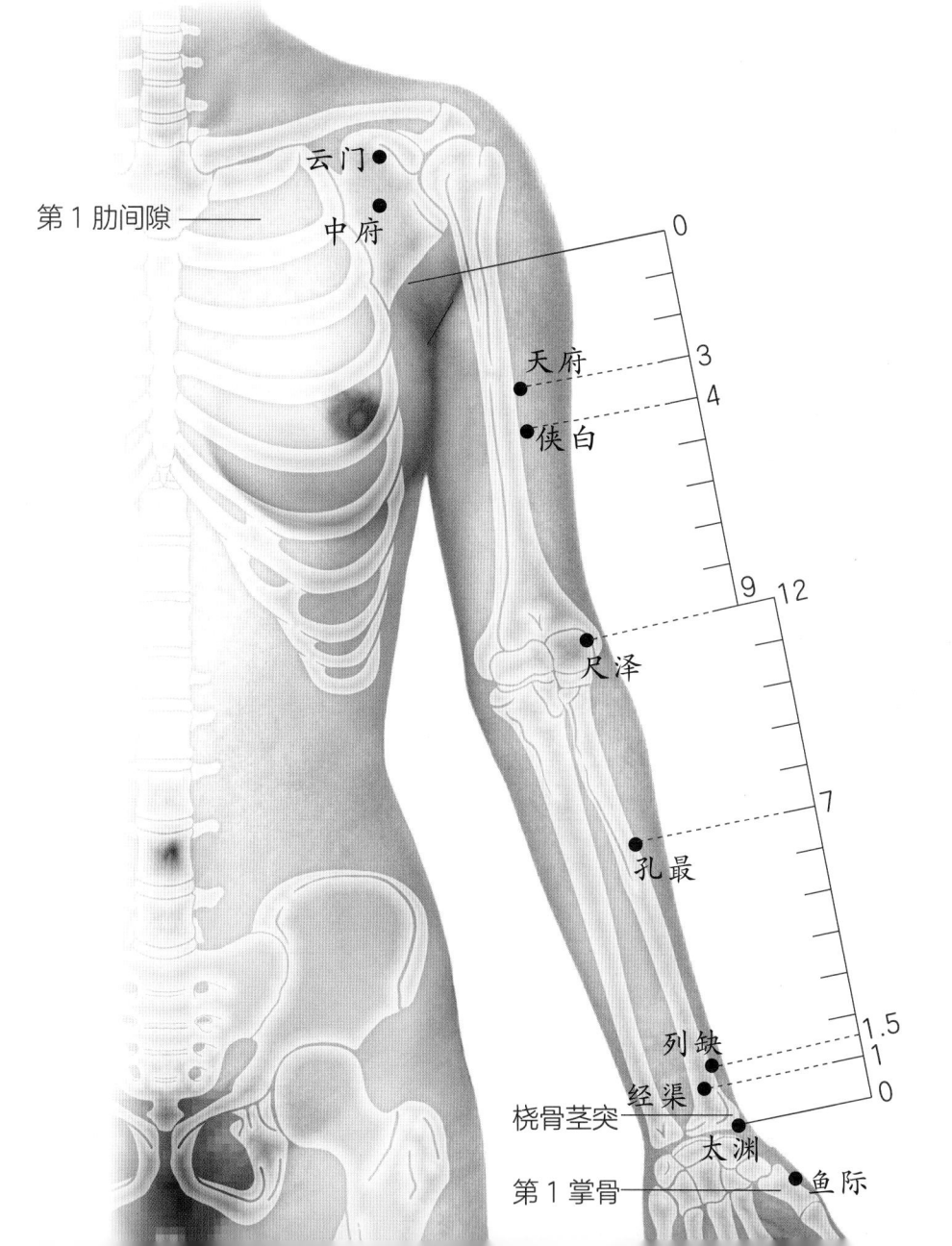

第 1 肋间隙
云门
中府
天府
侠白
尺泽
孔最
列缺
经渠
桡骨茎突
太渊
第 1 掌骨
鱼际

0
3
4
9 12
7
1.5
1
0

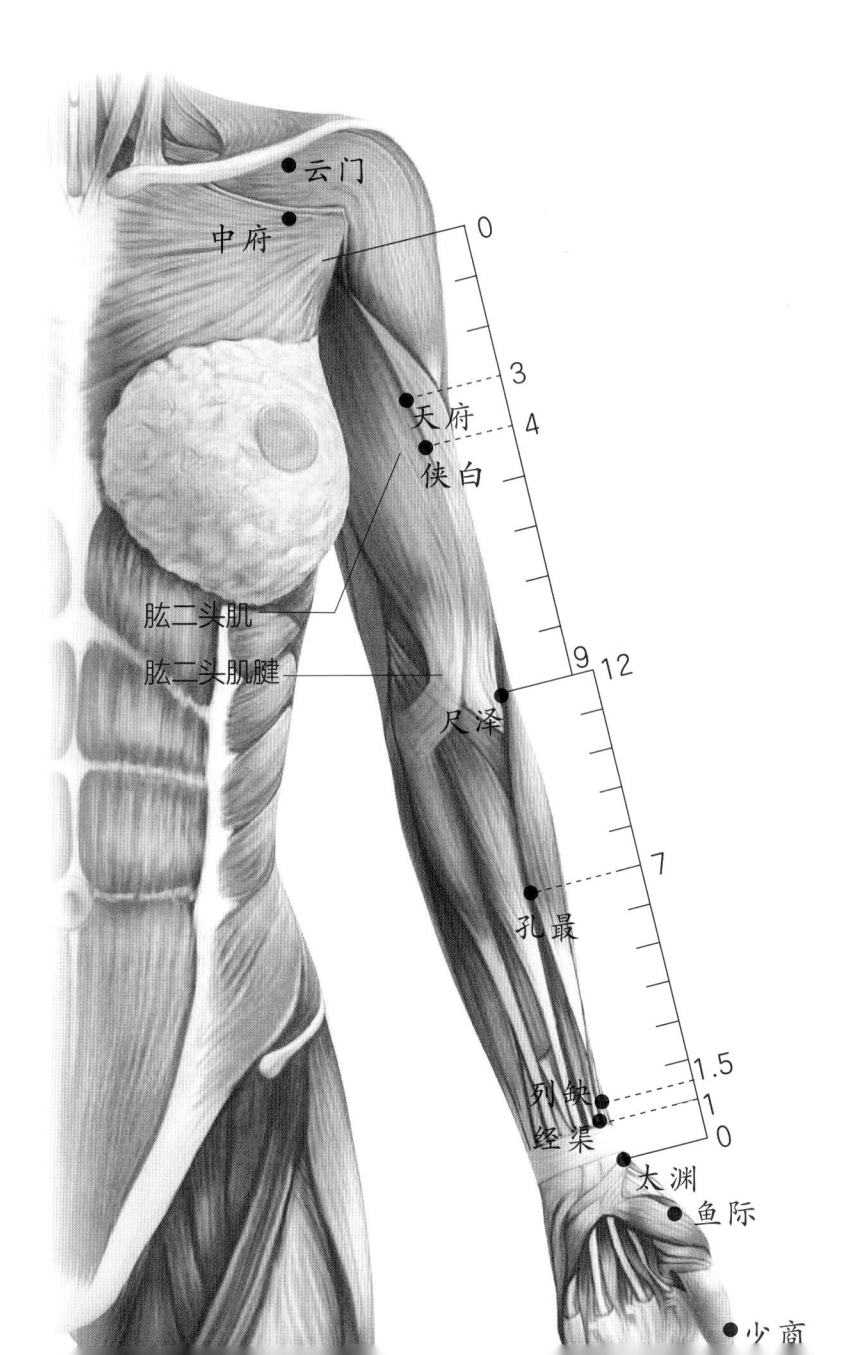

云门
中府
天府
侠白
肱二头肌
肱二头肌腱
尺泽
孔最
列缺
经渠
太渊
鱼际
少商

0
3
4
9 12
7
1.5
1
0

中府

定位： 在胸部，横平第 1 肋间隙，锁骨下窝外侧，前正中线旁开 6 寸。

轻松找穴： 双手叉腰，肩峰端下方可见一凹陷，从凹陷处向下 1 横指处。

主治： 咳嗽、气喘、胸痛、肩背痛。

云门

定位： 在胸部，锁骨下窝凹陷中，肩胛骨喙突内缘，前正中线旁开 6 寸。

轻松找穴： 双手叉腰，肩峰端下方三角形凹陷处。

主治： 咳嗽、气喘、胸痛、肩背痛。

天府

定位： 在臂前区，腋前纹头下 3 寸，肱二头肌桡侧缘处。

轻松找穴： 坐位，臂向前平举。俯头，鼻尖接触上臂内侧处。

主治： 咳嗽、气喘、鼻出血、上臂痛。

侠白

定位： 在臂前区，腋前纹头下 4 寸，肱二头肌桡侧缘处。

轻松找穴： 两手合掌向前伸直，双臂夹住乳房，此时乳头所指手臂内侧处。

主治： 咳嗽、气喘、干呕、上臂痛。

尺泽

定位： 在肘区，肘横纹上，肱二头肌腱桡侧缘凹陷中。

轻松找穴： 仰掌，微屈肘，在肘横纹上，肱二头肌腱桡侧缘凹陷中。

主治： 咳嗽、气喘、咯血、咽喉肿痛、肘臂挛痛、急性吐泻、中暑、小儿惊风。

孔最

定位： 在前臂前区，腕掌侧远端横纹上 7 寸，尺泽与太渊连线上。

轻松找穴： 伸臂侧掌。尺泽与太渊连线的中点处向上 1 横指（拇指），桡骨内侧缘处。

主治： 咳嗽、咯血、气喘、咽喉肿痛、肘臂挛痛。

列缺

定位： 在前臂，腕掌侧远端横纹上 1.5 寸，拇短伸肌腱与拇长展肌腱之间，拇长展肌腱沟的凹陷中。

轻松找穴： 两手虎口相交，一手食指压在另一手的桡骨茎突上，食指尖端到达的凹陷处。

主治： 咳嗽、气喘、咽喉肿痛、头痛、齿痛、项强、口眼歪斜。

经渠

定位： 在前臂前区，腕掌侧远端横纹上 1 寸，桡骨茎突与桡动脉之间。

轻松找穴： 伸臂侧掌。从腕横纹上 1 横指桡骨茎突的高点向内侧推至骨边处，可感觉其与桡动脉之间有一凹陷处。

主治： 咳嗽、气喘、胸痛、咽喉肿痛、手腕痛。

太渊

定位： 在腕前区，桡骨茎突与舟状骨之间，拇长展肌腱尺侧凹陷中。

轻松找穴： 伸臂侧掌。在腕横纹桡侧轻触桡动脉，从感觉到搏动处稍往桡侧移动，至凹陷处即是。

主治： 咳嗽、气喘、无脉症、腕臂痛。

鱼际

定位： 在手外侧，第 1 掌骨桡侧中点赤白肉际处。

轻松找穴： 仰掌，在第 1 掌指关节后第 1 掌骨中点，掌后白肉隆起边缘按压有酸胀处。

主治： 咳嗽、咯血、咽干、咽喉肿痛、失音、小儿疳积。

少商

定位： 在手指，拇指末节桡侧，指甲根角侧上方 0.1 寸（指寸）。

轻松找穴 沿手指爪甲底部与外侧缘引线的交点处，距指甲角 0.1 寸处。

主治： 咽喉肿痛、鼻出血、高热、昏迷、癫狂。

国家标准经络穴位大图册

■ 手阳明大肠经腧穴

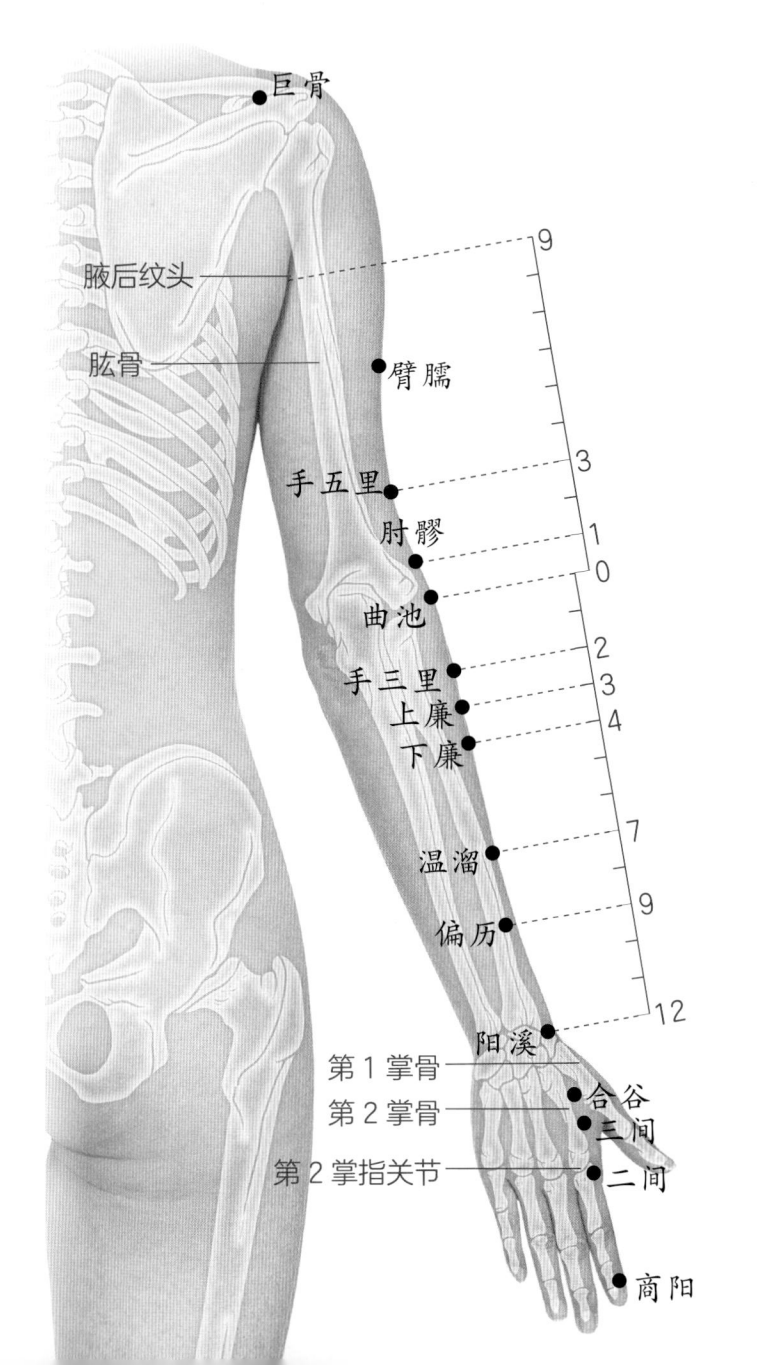

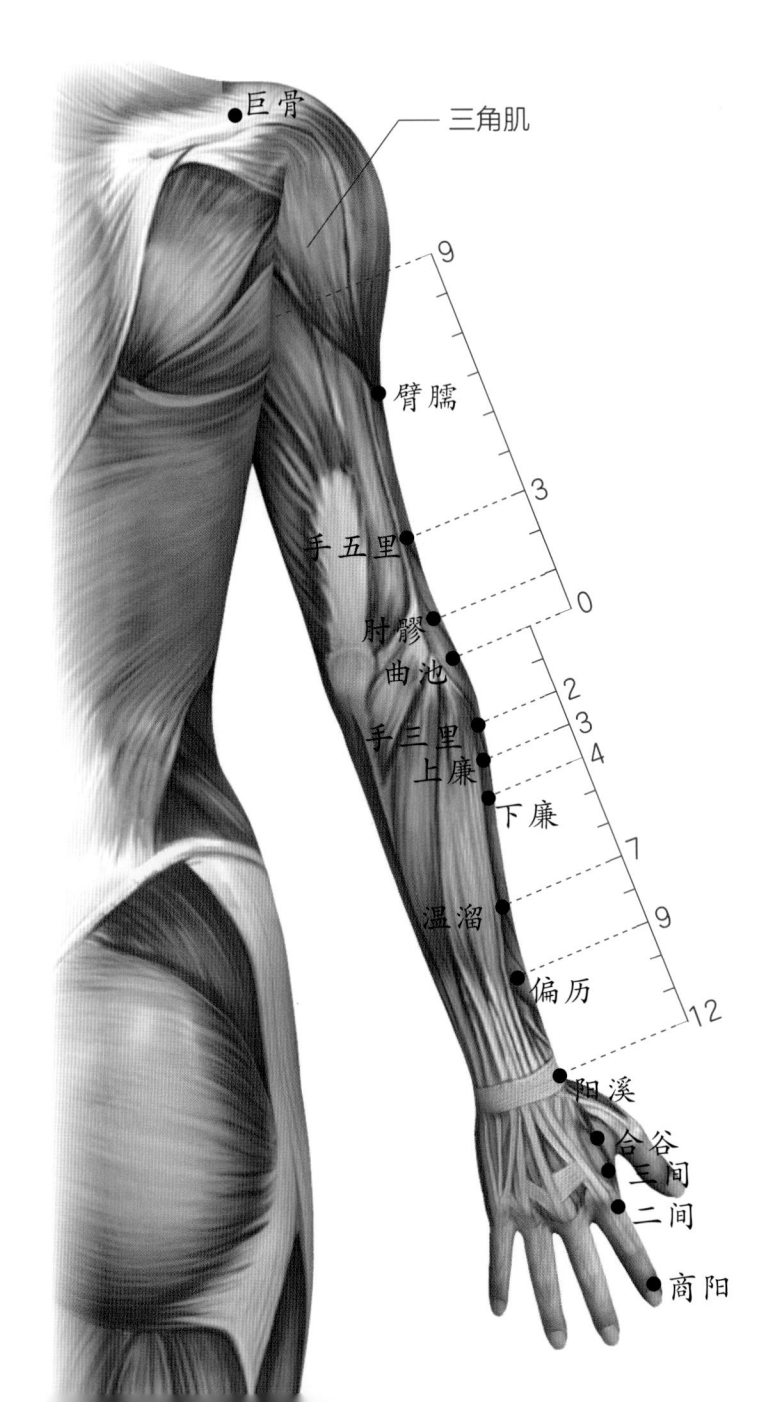

商阳

定位：在手指，食指末节桡侧，距指甲角 0.1 寸（指寸）。

轻松找穴：沿手食指甲桡侧缘和基底部各作一切线，两线相交处即是。

主治：齿痛、咽喉肿痛、昏迷、热病、急症。

二间

定位：在手指，第 2 掌指关节桡侧远端赤白肉际处。

轻松找穴：微握拳。手食指第 2 掌指关节前缘桡侧皮肤皱褶顶点。

主治：鼻出血、齿痛、热病。

三间

定位：在手背，第 2 掌指关节桡侧近端凹陷中。

轻松找穴：微握拳。食指桡侧之赤白肉际上，食指掌指关节后缘的凹陷处。

主治：齿痛、咽喉肿痛、腹胀、肠鸣、嗜睡。

合谷

定位：在手背，第 2 掌骨桡侧的中点处。

轻松找穴：拇、食两指张开。以另一手的拇指指间横纹正对虎口指蹼缘上，屈指，拇指尖所指之处，按压有明显酸胀感。

主治：头痛、目赤肿痛、齿痛、鼻出血、口眼歪斜、耳聋、发热、恶寒、经闭、滞产。

阳溪

定位：在腕区，腕背侧远端横纹桡侧，桡骨茎突远端，解剖学"鼻烟窝"凹陷中。

轻松找穴：拇指向上翘，可见腕横纹前鼓起来两条筋，两筋与腕骨、桡骨茎突所形成的凹陷处。

主治：头痛、目赤肿痛、耳聋、手腕痛。

偏历

定位：在前臂，腕背侧远端横纹上 3 寸，阳溪与曲池连线上。

轻松找穴：两手虎口垂直交叉。当中指端落于前臂背面，所指处有一凹陷处。

主治：耳鸣、耳聋、目赤、鼻出血、喉痛、手臂酸痛、水肿。

温溜

定位：在前臂，腕背侧远端横纹上 5 寸，阳溪与曲池的连线上。

轻松找穴：阳溪与曲池连线的中点处向下 1 横指（拇指）处。

主治：肠鸣、腹痛、头痛、面肿、咽喉肿痛、肩周炎、背酸痛。

下廉

定位：在前臂，肘横纹下 4 寸，阳溪与曲池连线上。

轻松找穴：阳溪与曲池的连线上，上 1/3 与下 2/3 交界处。

主治：肘臂痛、头痛、眩晕、目痛、腹胀、腹痛。

上廉

定位：在前臂，肘横纹下 3 寸，阳溪与曲池连线上。

轻松找穴：从肘横纹沿阳溪与曲池的连线向下 4 横指处。

主治：肘臂痛、半身不遂、手臂麻木、头痛、肠鸣、腹痛。

手三里

定位：在前臂，肘横纹下 2 寸，阳溪与曲池连线上。

轻松找穴：曲池沿阳溪与曲池的连线向下 3 横指处。

主治：手臂无力、上肢不遂、腹痛、腹泻、齿痛、颊肿。

曲池

定位：在肘区，尺泽与肱骨外上髁连线的中点处。

轻松找穴：屈肘成直角，肘弯横纹尽头处。

主治：手臂痹痛、上肢不遂、热病、高血压、癫狂、腹痛、吐泻、咽喉肿痛、齿痛、目赤肿痛、荨麻疹、湿疹、颈淋巴结结核。

肘髎

定位：在肘区，肱骨外上髁上缘，髁上嵴的前缘。

轻松找穴：屈肘。曲池上方，肱骨外侧髁上缘触及一凹陷处。

主治：肘臂部疼痛、麻木、挛急。

手五里

定位：在臂部，肘横纹上 3 寸，曲池与肩髃连线上。

轻松找穴：抬臂屈肘。从曲池沿曲池与肩髃连线向上 4 横指，所及肱骨桡侧缘的凹陷处。

主治：肘臂部疼痛、挛急，颈淋巴结结核。

臂臑

定位：在臂部，曲池上 7 寸，三角肌前缘处。

轻松找穴：屈肘，紧握拳。上肢用力令其紧张，在三角肌下端偏内侧处，按压有酸胀感。

主治：肩周炎、颈项拘挛、颈淋巴结结核、目疾。

巨骨

定位：在肩胛区，锁骨肩峰端与肩胛冈之间凹陷中。

轻松找穴：锁骨外侧，锁骨与肩胛冈成角凹陷处。

主治：肩周炎、颈淋巴结结核、甲状腺肿大。

腧穴定位

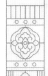

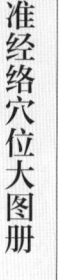

国家标准经络穴位大图册

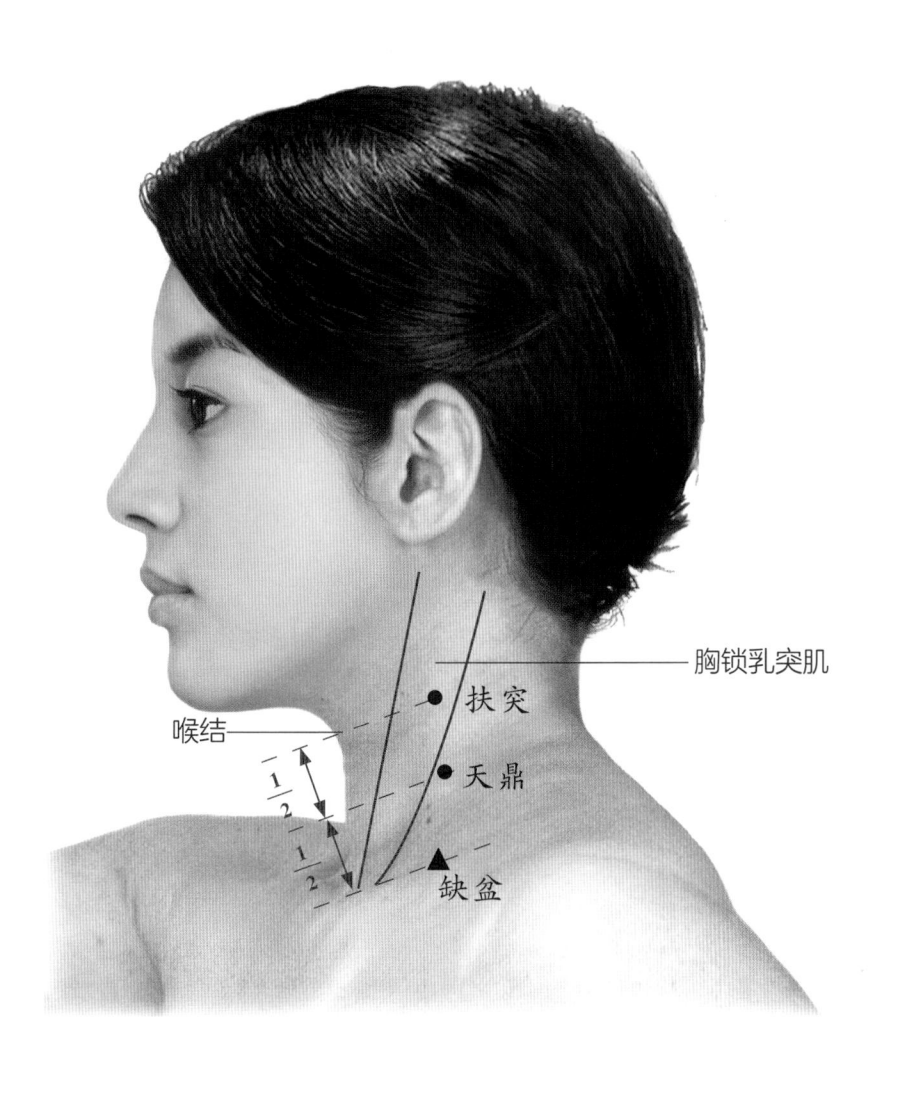

胸锁乳突肌

喉结

扶突

天鼎

缺盆

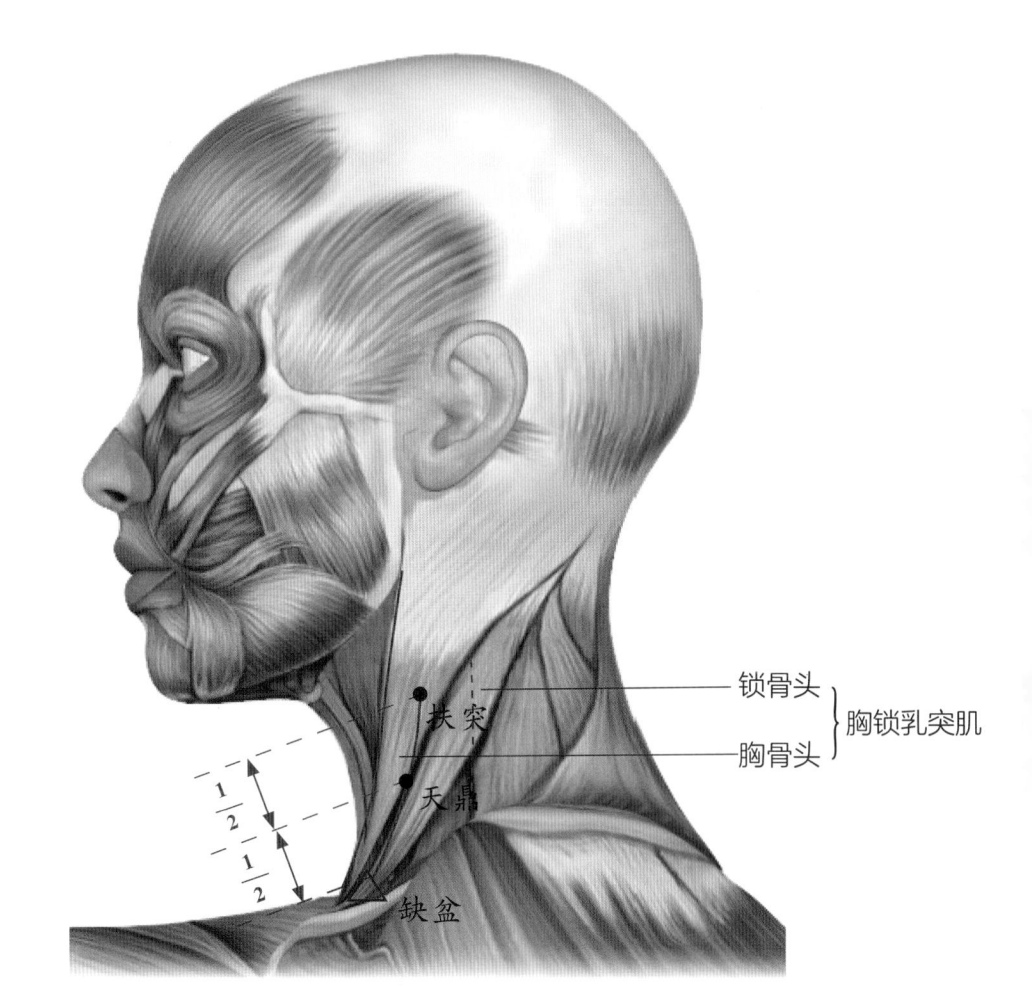

胸锁乳突肌

扶突

天鼎

缺盆

锁骨头

胸骨头

胸锁乳突肌

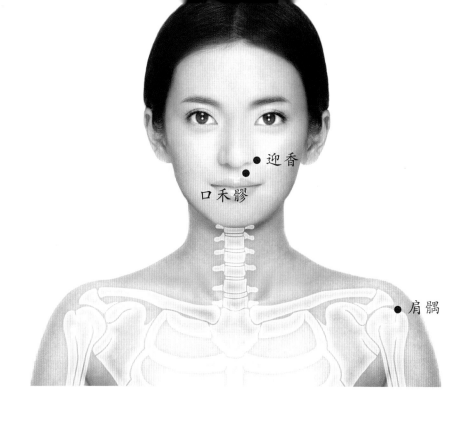

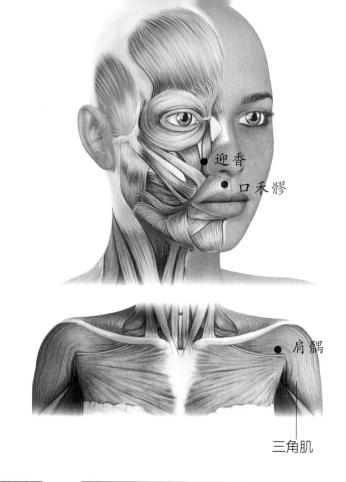

三角肌

肩髃

定位： 在三角肌区，肩峰外侧缘前端与肱骨大结节两骨间凹陷中。

轻松找穴： 上臂外展至水平位，在肩部高骨外，可见肩关节上出现 2 个凹陷，前面的凹陷处。

主治： 肩周炎、上肢不遂、荨麻疹。

天鼎

定位： 在颈部，横平环状软骨，胸锁乳突肌后缘。

轻松找穴： 扶突下 1 寸，胸锁乳突肌胸骨头与锁骨头汇合处。

主治： 急性咽喉炎、气哽、咽喉肿痛、颈淋巴结结核、甲状腺肿大。

扶突

定位： 在胸锁乳突区，横平喉结，胸锁乳突肌的前、后缘中间。

轻松找穴： 正坐位，头微侧。手指置于平喉结的胸锁乳突肌肌腹中点，按压有酸胀感处。

主治： 咽喉肿痛、急性咽喉炎、颈淋巴结结核、甲状腺肿大、咳嗽、气喘。

口禾髎

定位： 在面部，横平人中沟上 1/3 与下 2/3 交点，鼻孔外缘直下。

轻松找穴： 鼻孔外缘直下，平水沟上 1/3 与下 2/3 交点处。

主治： 口歪、鼻塞不通、鼻出血。

迎香

定位： 在面部，鼻翼外缘中点旁，鼻唇沟中。

轻松找穴： 用手指从鼻翼沿鼻唇沟向上推，至中点处可触及一凹陷，按压有酸胀处。

主治： 鼻塞、鼻出血、口歪、胆道蛔虫症。

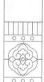

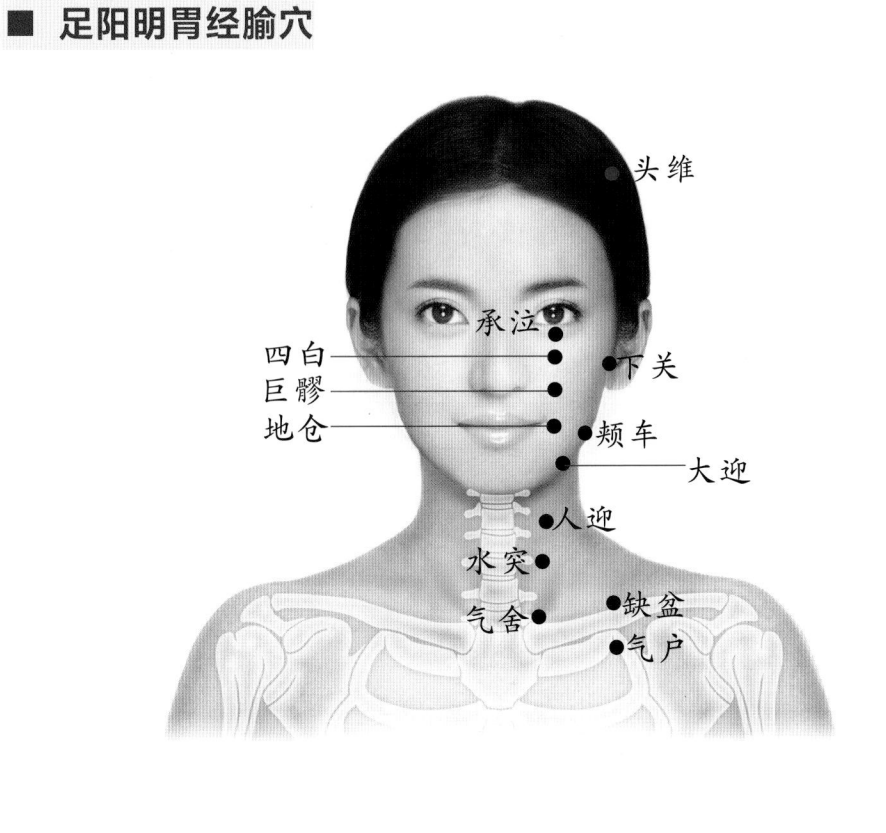

承泣
四白
巨髎
地仓
下关
颊车
大迎
人迎
水突
气舍
缺盆
气户
头维

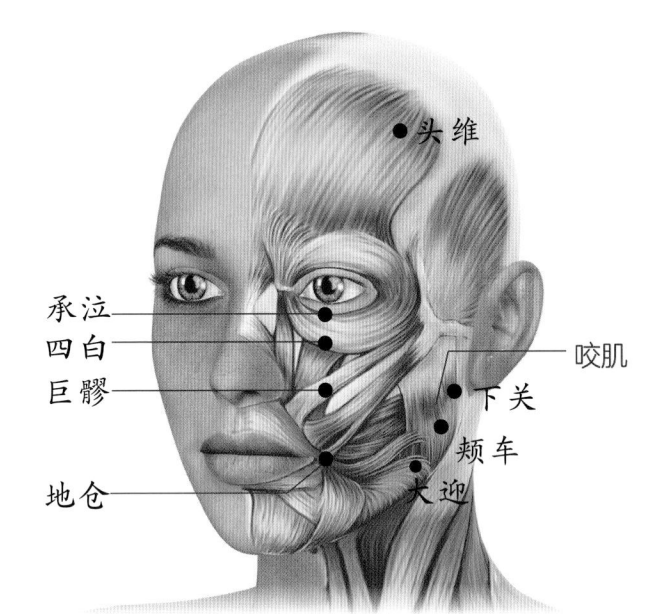

承泣
四白
巨髎
地仓
咬肌
下关
颊车
大迎
头维

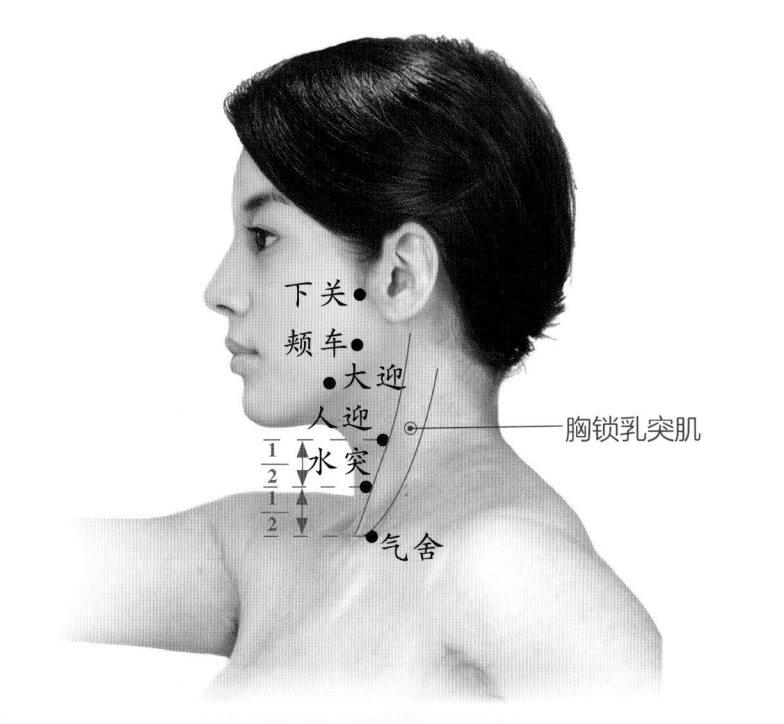

下关
颊车
大迎
人迎
水突
气舍
$\frac{1}{2}$
$\frac{1}{2}$
胸锁乳突肌

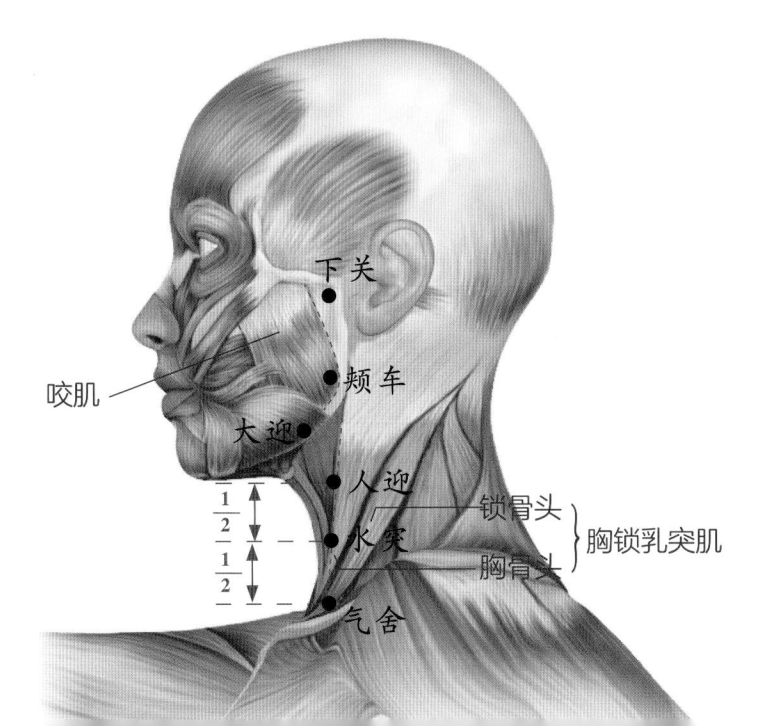

下关
颊车
大迎
咬肌
人迎
水突
气舍
$\frac{1}{2}$
$\frac{1}{2}$
锁骨头
胸骨头
} 胸锁乳突肌

承泣

定位：在面部，眼球与眶下缘之间，瞳孔直下。

轻松找穴：直视前方，此时瞳孔正下方眼球与眼眶下缘之间的眶骨边缘处。

主治：眼睑眴动、迎风流泪、夜盲、近视、口眼歪斜、面肌痉挛。

四白

定位：在面部，眶下孔处。

轻松找穴：直视前方，瞳孔直下，沿眼眶骨向下约2厘米可触及一凹陷，按压有酸胀处。

主治：目赤痛痒、眼睑眴动、口眼歪斜、三叉神经痛、面肌痉挛、头痛、眩晕。

巨髎

定位：在面部，横平鼻翼下缘，瞳孔直下。

轻松找穴：直视前方，瞳孔直下垂直线与口角水平线相交点，按压有酸胀感处。

主治：口眼歪斜、鼻出血、齿痛、唇颊肿。

地仓

定位：在面部，口角旁开0.4寸（指寸）。

轻松找穴：直视前方，瞳孔直下垂直线与口角水平线相交点，按压有酸胀感处。

主治：口眼歪斜、流涎、三叉神经痛。

大迎

定位：在面部，下颌角前方，咬肌附着部的前缘凹陷中，面动脉搏动处。

轻松找穴：闭口鼓气，下颌角前下方的凹陷下端处。

主治：口眼歪斜、唇颊肿、齿痛。

颊车

定位：在面部，下颌角前上方1横指（中指）。

轻松找穴：上下齿咬紧时，隆起的咬肌高点，按之凹陷有酸胀感处。

主治：口眼歪斜、齿痛、牙关不利、唇颊肿。

下关

定位：在面部，颧弓下缘中央与下颌切迹之间凹陷中。

轻松找穴：耳屏向前1横指可触及一高骨，其下方有一凹陷处，若张口则该凹陷闭合和突起。

主治：牙关不利、三叉神经痛、齿痛、口眼歪斜、耳聋、耳鸣。

头维

定位：在头部，额角发际直上0.5寸，头正中线旁开4.5寸。

轻松找穴：额角向发际里轻推约1指宽，动嘴，可觉肌肉也会动之处。

主治：头痛、目眩、目痛。

人迎

定位：在颈部，横平喉结，胸锁乳突肌前缘，颈总动脉搏动处。

轻松找穴：头微侧，从喉结往外侧2横指，可感胸锁乳突肌前缘颈部动脉搏动处。

主治：甲状腺肿大、颈淋巴结结核、咽喉肿痛、气喘、高血压。

水突

定位：在颈部，横平环状软骨，胸锁乳突肌前缘。

轻松找穴：正坐，头微抬，人迎直下约1横指，胸锁乳突肌的前缘，按压有酸胀处。

主治：咽喉肿痛、咳嗽、气喘、偏头痛。

气舍

定位：在胸锁乳突肌区，锁骨上小窝，锁骨胸骨端上缘，胸锁乳突肌胸骨头与锁骨头中间的凹陷中。

轻松找穴：用力侧转头，在胸锁乳突肌的胸骨头、锁骨头和锁骨根部围成的凹陷中，按压有酸胀感处。

主治：咽喉肿痛、甲状腺肿瘤、颈淋巴结结核、气喘、呃逆、颈项强。

缺盆

定位：在颈外侧区，锁骨上大窝，锁骨上缘凹陷中，前正中线旁开4寸。

轻松找穴：乳中线直上触及锁骨上方有一凹陷，按压有酸胀感处。

主治：咳嗽、气喘、咽喉肿痛、颈淋巴结结核。

气户

定位：在胸部，锁骨下缘，前正中线旁开4寸。

轻松找穴：乳中线与锁骨下缘相交的凹陷处，按压有酸胀感处。

主治：咳嗽、气喘、呃逆、肺气肿、胸痛。

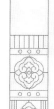

腧穴定位

国家标准经络穴位大图册

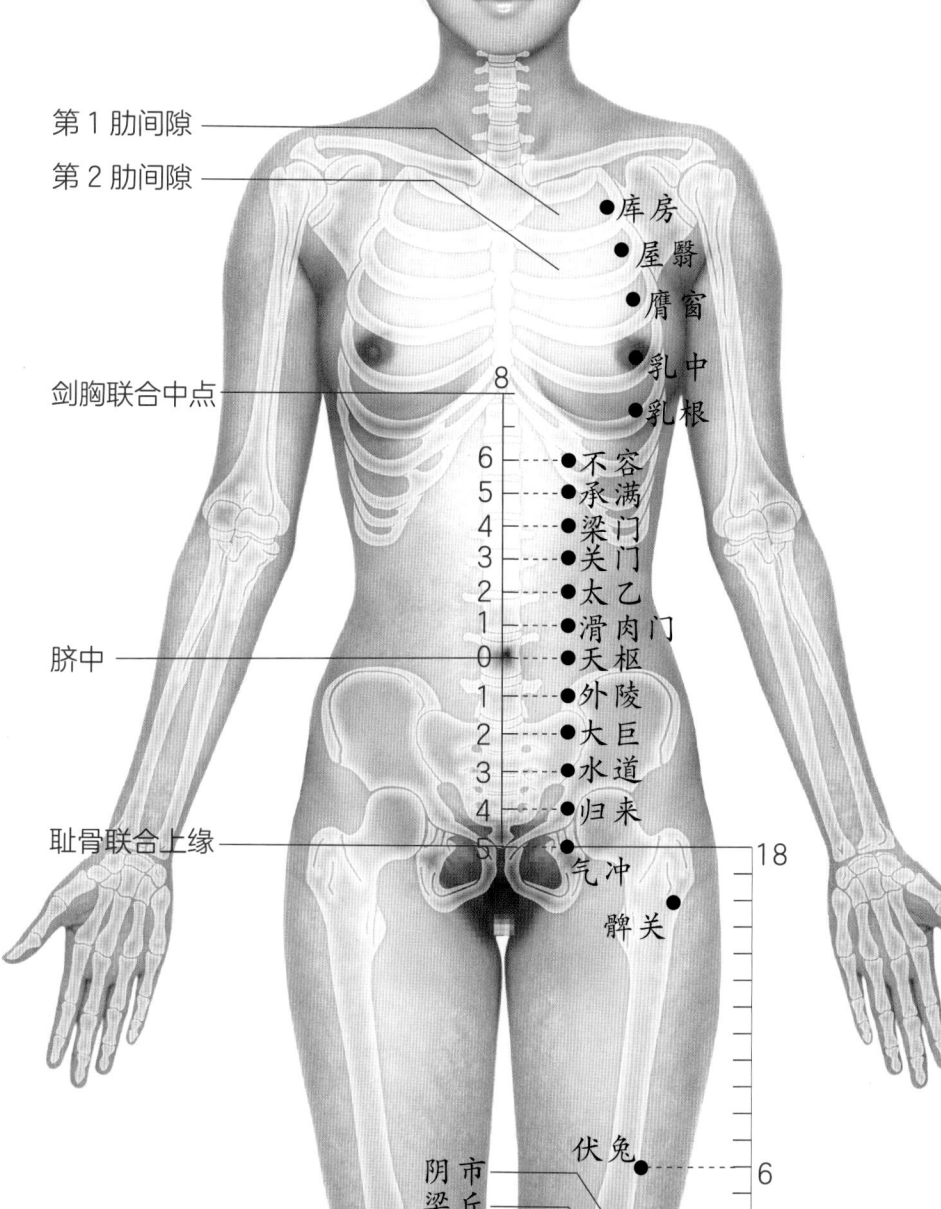

第 1 肋间隙
第 2 肋间隙
库房
屋翳
膺窗 窗
乳 中
乳 根
剑胸联合中点
8
6 不 容
5 承 满 门
4 梁 门 门
3 关 乙
2 太 肉 门
1 滑 枢
脐中 0 天
1 外 陵
2 大 巨
3 水 道
4 归 来
耻骨联合上缘
气 冲 18
髀 关
伏 兔
阴 市 6
梁 丘

库房

定位： 在胸部，第 1 肋间隙，前正中线旁开 4 寸。

轻松找穴： 从乳头所在间隙沿垂直线向上 3 个肋间隙，按压有酸胀感处。

主治： 咳嗽、气喘、咳唾脓血、胸胁胀痛。

屋翳

定位： 在胸部，第 2 肋间隙，前正中线旁开 4 寸。

轻松找穴： 从乳头所在间隙沿垂直线向上 2 个肋间隙，按压有酸胀感处。

主治： 咳嗽、气喘、咳唾脓血、胸胁胀痛、乳腺炎、乳腺纤维腺瘤。

膺窗

定位： 在胸部，第 3 肋间隙，前正中线旁开 4 寸。

轻松找穴： 从乳头所在间隙沿垂直线向上 1 个肋间隙，按压有酸胀感处。

主治： 咳嗽、气喘、胸胁胀痛、乳腺炎。

乳中

定位： 在胸部，乳头中央。

轻松找穴： 乳头所在处。

主治： 本穴不针不灸，只作胸腹部腧穴的定位标志。

乳根

定位： 在胸部，第 5 肋间隙，前正中线旁开 4 寸。

轻松找穴： 从乳头所在间隙沿垂直线向下 1 个肋间隙，按压有酸胀感处。

主治： 乳部疾患、咳嗽、气喘、呃逆、胸痛。

不容

定位： 在上腹部，脐中上 6 寸，前正中线旁开 2 寸。

轻松找穴： 从肚脐向上量 2 个 4 横指，再水平旁开 3 横指，按压有酸胀感处。

主治： 呕吐、胃痛、纳少、腹胀。

承满

定位： 在上腹部，脐中上 5 寸，前正中线旁开 2 寸。

轻松找穴： 从不容垂直向下 1 横指，按压有酸胀感处。

主治： 胃痛、吐血、纳少。

梁门

定位： 在上腹部，脐中上 4 寸，前正中线旁开 2 寸。

轻松找穴： 肚脐与胸剑联合连线的中点，水平旁开 3 横指处。

主治： 纳少、胃痛、呕吐。

关门

定位： 在上腹部，脐中上 3 寸，前正中线旁开 2 寸。

轻松找穴： 从肚脐沿前正中线向上 4 横指，再水平旁开 3 横指处。

主治： 腹胀、腹痛、肠鸣、腹泻。

太乙

定位： 在上腹部，脐中上 2 寸，前正中线旁开 2 寸。

轻松找穴： 从肚脐沿前正中线向上 3 横指，再水平旁开 3 横指处。

主治： 胃病、心烦、癫狂。

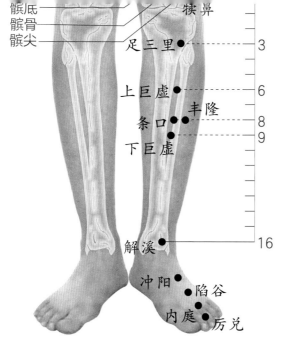

髌底

髌骨

髌尖

犊鼻

足三里 — 3

上巨虚 — 6

丰隆 — 8

条口 — 9

下巨虚

— 16

解溪

冲阳 陷谷

内庭 厉兑

滑肉门

定位： 在上腹部，脐中上 1 寸，前正中线旁开 2 寸。

轻松找穴： 从肚脐沿前正中线向上 1 横指，再水平旁开 3 横指处。

主治： 胃痛、呕吐、癫狂。

天枢

定位： 在腹部，横平脐中，前正中线旁开 2 寸。

轻松找穴： 从肚脐中旁开 3 横指处。

主治： 腹痛、腹胀、肠鸣、泄泻、便秘、阑尾炎、月经不调、痛经。

外陵

定位： 在下腹部，脐中下 1 寸，前正中线旁开 2 寸。

轻松找穴： 从肚脐沿前正中线向下 1 横指，再旁开 3 横指处。

主治： 腹痛、疝气、痛经。

大巨

定位： 在下腹部，脐中下 2 寸，前正中线旁开 2 寸。

轻松找穴： 从肚脐沿前正中线向下 3 横指，再旁开 3 横指处。

主治： 小腹胀满、小便不利、疝气、遗精、早泄。

水道

定位： 在下腹部，脐中下 3 寸，前正中线旁开 2 寸。

轻松找穴： 从肚脐沿前正中线向下 4 横指，再旁开 3 横指处。

主治： 小腹胀满、小便不利、疝气、痛经、不孕。

归来

定位： 在下腹部，脐中下 4 寸，前正中线旁开 2 寸。

轻松找穴： 从耻骨联合上缘沿前正中线向上 1 横指，再旁开 3 横指处。

主治： 小腹痛，疝气，月经不调，带下，子宫、阴道脱垂。

气冲

定位： 在腹股沟区，耻骨联合上缘，前正中线旁开 2 寸，动脉搏动处。

轻松找穴： 从耻骨联合上缘中点旁开 3 横指处。

主治： 肠鸣腹痛、疝气、月经不调、不孕、阳痿。

腧穴定位

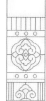

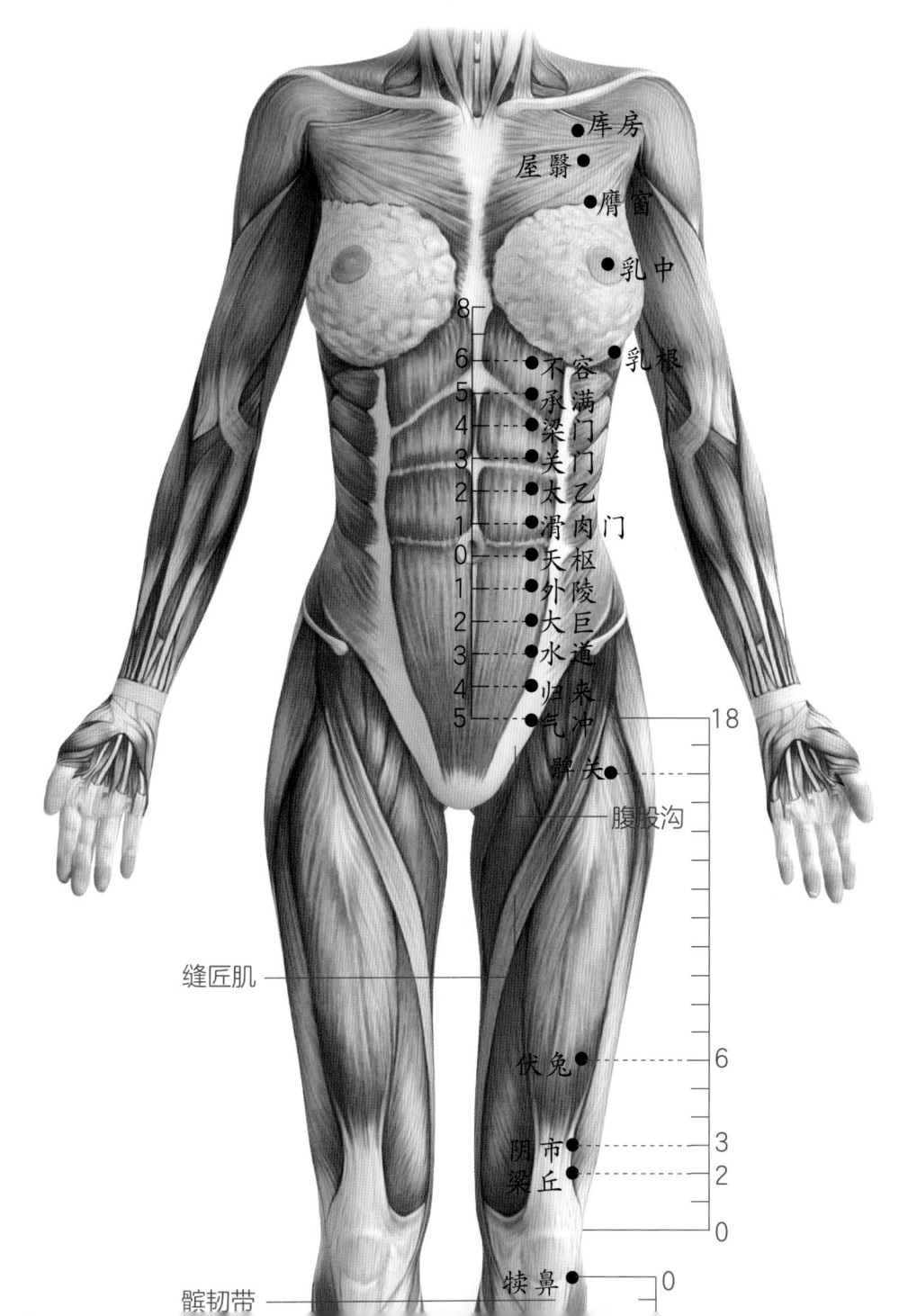

髀关

定位： 在股前区，股直肌近端、缝匠肌与阔筋膜张肌3条肌肉之间凹陷中。

轻松找穴： 在大腿前面，髂前上棘与髌骨外缘连线上，屈股时和会阴相平的连线上可触及一凹陷处。

主治： 下肢痿痹、腰痛、膝冷。

伏兔

定位： 在股前区，髌底上6寸，髂前上棘与髌底外侧端的连线上。

轻松找穴： 手掌后第1横纹中点按在髌骨上缘中点，手指并拢压在大腿上，当中指尖端所达处。

主治： 下肢痿痹、腰痛、膝冷、疝气。

阴市

定位： 在股前区，髌底上3寸，股直肌肌腱外侧缘。

轻松找穴： 膝盖外上缘沿髂前上棘与髌底外侧端的连线直上4横指处。

主治： 膝关节痛、下肢痿痹、腰痛、疝气。

梁丘

定位： 在股前区，髌底上2寸，股外侧肌与股直肌肌腱之间。

轻松找穴： 下肢用力蹬直时，髌骨外上缘的凹陷正中处。

主治： 急性胃病、膝肿痛、下肢不遂、乳部疾患。

犊鼻

定位： 在膝前区，髌韧带外侧凹陷中。

轻松找穴： 下肢用力蹬直时，位于膝盖下方外侧的凹陷处。

主治： 膝痛、屈伸不利、下肢麻痹。

足三里

定位： 在小腿外侧，犊鼻下3寸，犊鼻与解溪连线上。

轻松找穴： 犊鼻直下4横指处。

主治： 胃痛、呕吐、吞咽困难、腹泻、腹胀、痢疾、便秘、下肢痿痹、癫狂、乳房肿痛、阑尾炎、虚劳。

上巨虚

定位： 在小腿外侧，犊鼻下6寸，犊鼻与解溪连线上。

轻松找穴： 足三里向下4横指，在胫、腓骨之间凹陷处。

主治： 肠鸣、腹痛、腹泻、便秘、阑尾炎、下肢痿痹。

条口

定位： 在小腿外侧，犊鼻下8寸，犊鼻与解溪连线上。

轻松找穴： 从胫骨前缘沿腘横纹与外踝尖连线中点水平向外1横指，在胫、腓骨之间凹陷处。

主治： 下肢痿痹、肌肉痉挛、肩周炎、臂痛、脘腹疼痛。

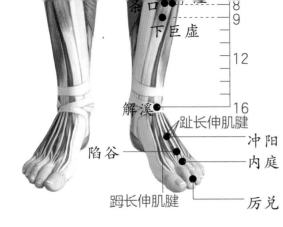

条口
下巨虚
解溪
陷谷
趾长伸肌腱
冲阳
内庭
𧿹长伸肌腱
厉兑

下巨虚

定位： 在小腿外侧，犊鼻下 9 寸，犊鼻与解溪连线上。

轻松找穴： 从条口向下 1 横指，在胫、腓骨之间凹陷处。

主治： 腹泻、痢疾、小腹痛、下肢痿痹、乳房肿痛。

丰隆

定位： 在小腿外侧，外踝尖上 8 寸，胫骨前肌的外缘。

轻松找穴： 从胫骨前缘沿腘横纹与外踝尖连线中点水平向外 2 横指处。

主治： 头痛、眩晕、癫狂、咳嗽痰多、下肢痿痹、腹胀、便秘。

解溪

定位： 在踝区，踝关节前面中央凹陷中，𧿹长伸肌腱与趾长伸肌腱之间。

轻松找穴： 足背踝关节前横纹中点、两条大筋之间凹陷处。

主治： 下肢痿痹、足下垂、头痛、眩晕、癫狂、腹胀、便秘。

冲阳

定位： 在足背，第 2 跖骨基底部与中央楔状骨关节处，可解及足背动脉。

轻松找穴： 足背最高点、两条筋之间凹陷处。

主治： 胃痛、口眼歪斜、癫狂、足痿无力。

陷谷

定位： 在足背，第 2、3 跖骨间，第 2 跖趾关节近端凹陷中。

轻松找穴： 足背第 2、3 跖骨结合部之前凹陷处。

主治： 面肿、水肿、足背肿痛、肠鸣腹痛。

内庭

定位： 在足背，第 2、3 趾间，趾蹼缘后方赤白肉际处。

轻松找穴： 足背第 2、3 趾的趾蹼正中略后一些约半横指处。

主治： 齿痛、咽喉肿痛、鼻出血、热病、腹泻、便秘、足背肿痛。

厉兑

定位： 在足趾，第 2 趾末节外侧，趾甲根角侧后方 0.1 寸（指寸）。

轻松找穴： 足背第 2 趾趾甲内侧缘与趾甲下缘各作一垂线之交点处。

主治： 鼻出血、齿痛、咽喉肿痛、热病、多梦、癫狂。

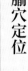

腧穴定位

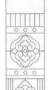

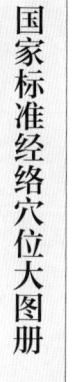

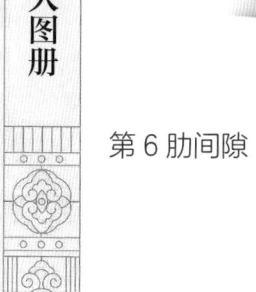

第 6 肋间隙 —— 大包

阴陵泉 ----- 13

地机 ----- 10

胫骨 ——

漏谷 ----- 6

三阴交 ----- 3

第 1 跖骨底 ——

内踝尖

第 1 跖骨 ——

商丘

第 1 趾骨 ——

公孙 ----- 0

隐白

太白

大都

第 1 跖趾关节 ——

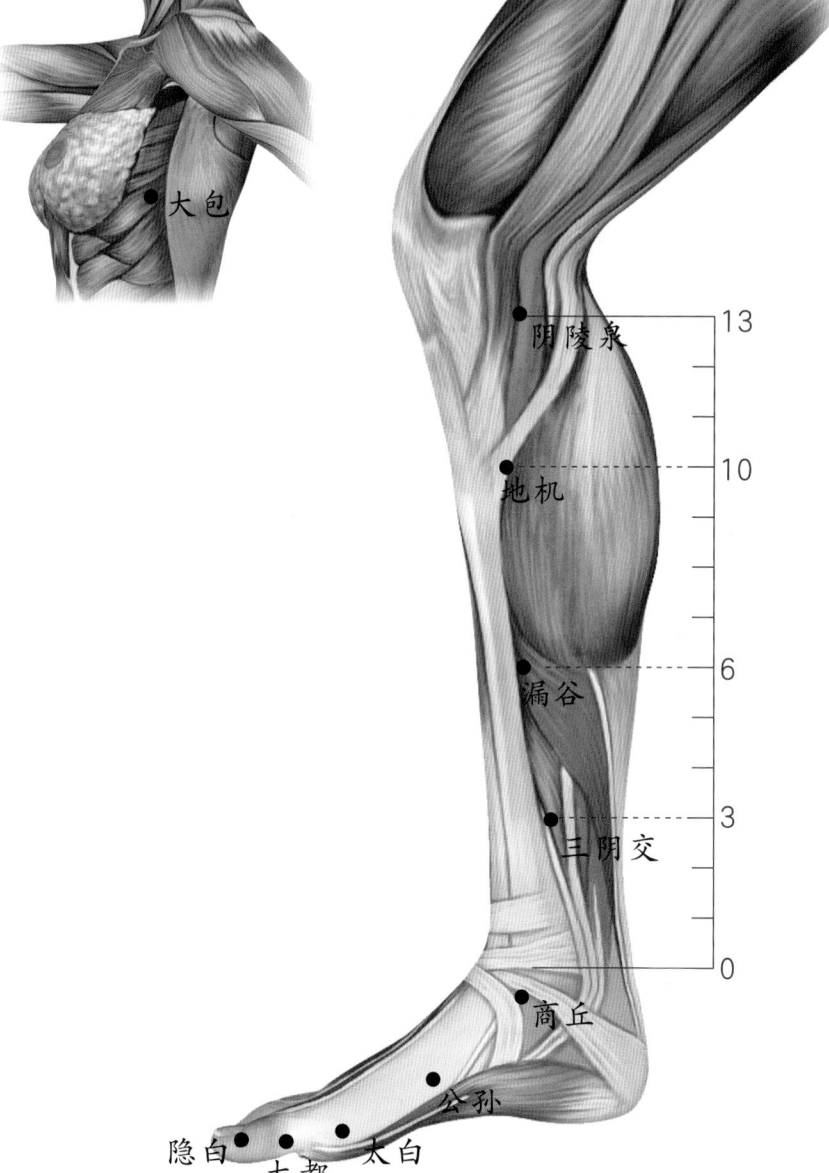

大包

阴陵泉 ----- 13

地机 ----- 10

漏谷 ----- 6

三阴交 ----- 3

----- 0

商丘

公孙

隐白

大都

太白

隐白

定位： 在足趾，大趾末节内侧，趾甲根角侧后方 0.1 寸（指寸）。

轻松找穴： 大趾趾甲内侧缘与下缘各作一垂线之交点处。

主治： 月经过多、崩漏、便血、尿血、癫狂、多梦、惊风、腹满、暴泻。

大都

定位： 在足趾，第 1 跖趾关节远端赤白肉际凹陷中。

轻松找穴： 第 1 跖趾关节前下方掌背交界线处可触及一凹陷处。

主治： 腹胀、胃痛、呕吐、腹泻、便秘、热病、无汗。

太白

定位： 在跖区，第 1 跖趾关节近端赤白肉际凹陷中。

轻松找穴： 第 1 跖趾关节后下方掌背交界线处可触及一凹陷处。

主治： 肠鸣、腹胀、腹泻、便秘、体重肢痛。

公孙

定位： 在跖区，第 1 跖骨底的前下缘赤白肉际处。

轻松找穴： 足弓后端下缘可触及一凹陷处。

主治： 胃痛、呕吐、腹痛、腹泻、痢疾、心烦失眠、狂证、气上冲心。

商丘

定位： 在踝区，内踝前下方，舟骨粗隆与内踝尖连线中点凹陷中。

轻松找穴： 足内踝前下方可触及一凹陷处。

主治： 腹胀、腹泻、便秘、黄疸、足踝痛。

三阴交

定位： 在小腿内侧，内踝尖上 3 寸，胫骨内侧缘后际。

轻松找穴： 手 4 指并拢，小指下边缘紧靠内踝尖上，食指上缘所在水平线与胫骨后缘的交点处。

主治： 肠鸣腹胀，腹泻，月经不调，带下，子宫阴道脱垂，不孕，滞产，遗精，阳痿，遗尿，心悸，失眠，高血压，下肢痿痹，阴虚诸证。

漏谷

定位： 在小腿内侧，内踝尖上 6 寸，胫骨内侧缘后际。

轻松找穴： 从内踝尖直上量两次 4 横指，在胫骨内侧缘，按压有酸胀感处。

主治： 腹胀、肠鸣、小便不利、遗精、下肢痿痹。

地机

定位： 在小腿内侧，阴陵泉下 3 寸，胫骨内侧缘后际。

轻松找穴： 阴陵泉直下 4 横指，在胫骨内侧缘处。

主治： 痛经、崩漏、月经不调、腹痛、腹泻、小便不利、水肿。

阴陵泉

定位： 在小腿内侧，胫骨内侧髁下缘与胫骨内侧缘之间的凹陷中。

轻松找穴： 用拇指胫骨内侧由下往上推，至拇指抵膝关节下时，在胫骨向内上弯曲处可触及一凹陷处。

主治： 腹胀、腹泻、水肿、黄疸、小便不利、膝痛。

大包

定位： 在胸外侧区，第 6 肋间隙，在腋中线上。

轻松找穴： 腋中线自上而下摸到第 6 肋间隙，按压有酸胀感处。

主治： 气喘、胸胁痛、全身疼痛、岔气、四肢无力。

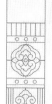

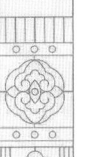

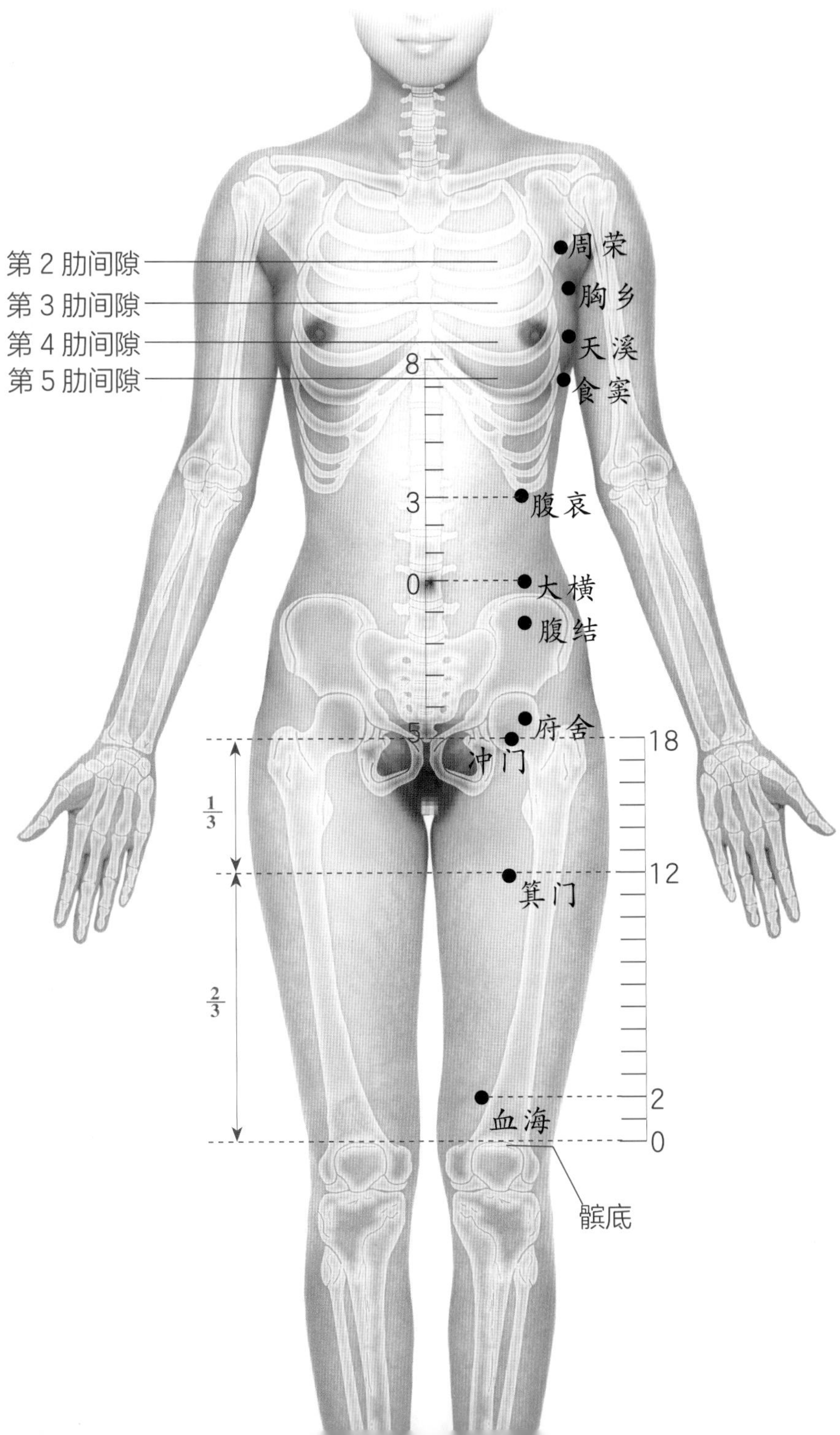

第 2 肋间隙
第 3 肋间隙
第 4 肋间隙
第 5 肋间隙
周荣
胸乡
天溪
食窦
8
3
腹哀
0
大横
腹结
5
府舍
冲门
18
1/3
12
箕门
2/3
2
血海
0
髌底

周荣
胸乡
天溪
食窦
8
3
腹哀
0
大横
腹结
府舍
5
冲门
18
缝匠肌
长收肌
1/3
箕门
12
2/3
股内侧肌
2
血海
0

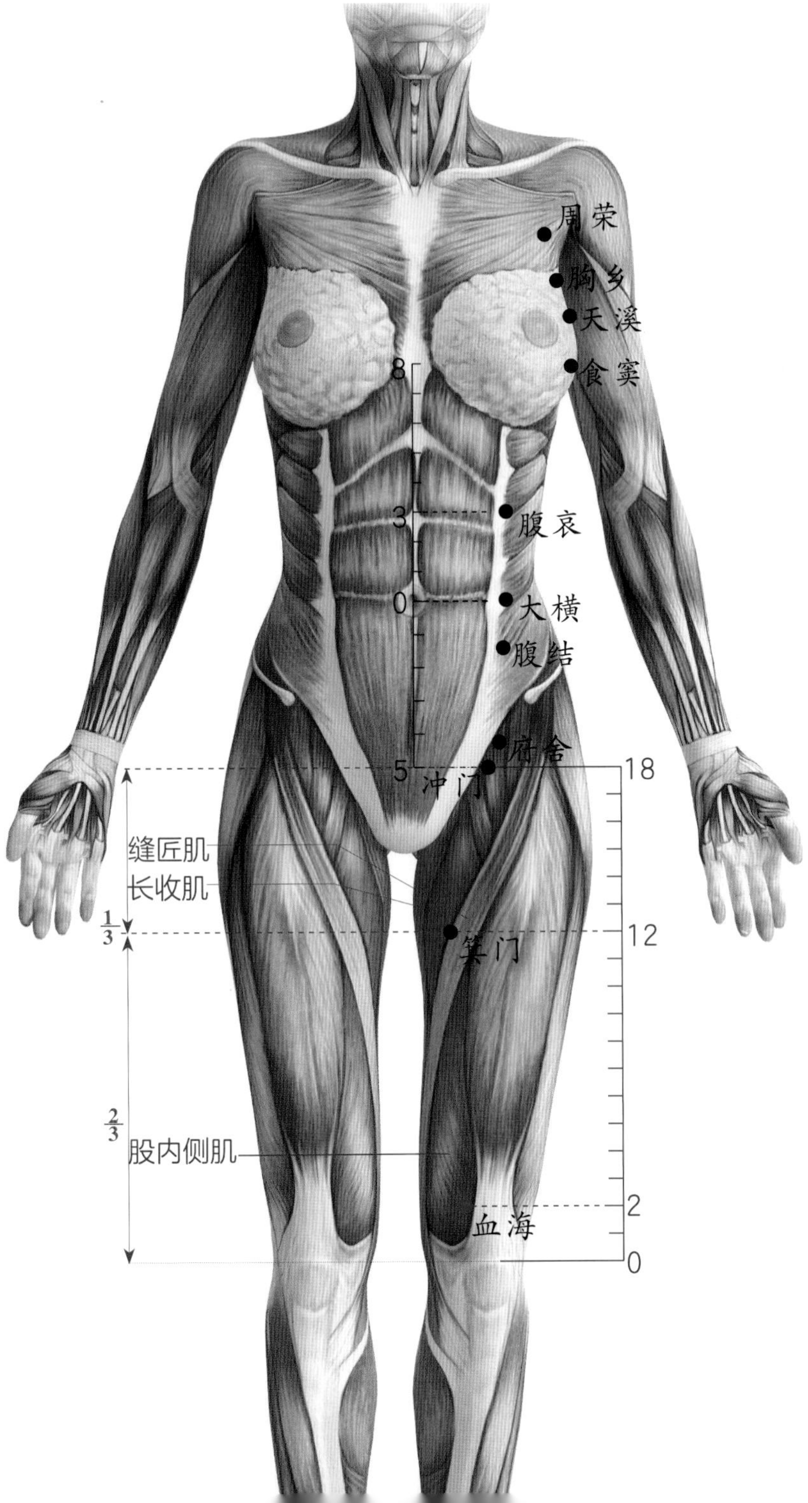

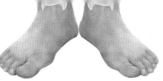
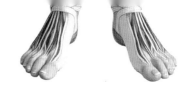

血海

定位：在股前区，髌底内侧端上 2 寸，股内侧肌隆起处。

轻松找穴：坐位，绷腿。股内肌隆起处最高点（鱼眼）处。

主治：月经不调、痛经、经闭、荨麻疹、湿疹、丹毒。

箕门

定位：在股前区，髌底内侧端与冲门的连线上 1/3 与下 2/3 交点，长收肌和缝匠肌交角的动脉搏动处。

轻松找穴：大腿内侧，血海上 6 寸，绷腿时，股内肌的尾端。

主治：小便不利、遗尿、腹股沟肿痛。

冲门

定位：在腹股沟区，腹股沟斜纹中，髂外动脉搏动处的外侧。

轻松找穴：腹股沟外侧可触摸到搏动，此搏动处外侧按压有酸胀感处。

主治：腹痛、疝气、崩漏、带下、胎气上冲。

府舍

定位：在下腹部，脐中下 4.3 寸，前正中线旁开 4 寸。

轻松找穴：平中极，距前正中线 4 寸。

主治：腹痛、积聚、疝气。

腹结

定位：在下腹部，脐中下 1.3 寸，前正中线旁开 4 寸。

轻松找穴：仰卧，在下腹部，前正中线旁开 4 寸处为大横，大横下 1.3 寸处。

主治：腹痛、腹泻、疝气。

大横

定位：在腹部，脐中旁开 4 寸。

轻松找穴：由乳头向下作与前正中线的平行线，再由脐中央作一水平线，两线交点处。

主治：腹痛、腹泻、便秘。

腹哀

定位：在上腹部，脐中上 3 寸，前正中线旁开 4 寸。

轻松找穴：从大横沿垂直线向上 4 横指处。

主治：消化不良、腹痛、便秘、痢疾。

食窦

定位：在胸部，第 5 肋间隙，前正中线旁开 6 寸。

轻松找穴：从乳头旁开 3 横指，再向下 1 个肋间隙处。

主治：胸胁胀痛、嗳气、反胃、腹胀、水肿。

天溪

定位：在胸部，第 4 肋间隙，前正中线旁开 6 寸。

轻松找穴：从乳头旁开 3 横指，于乳头所在肋间隙处。

主治：胸痛、咳嗽、乳房肿痛、乳汁少。

胸乡

定位：在胸部，第 3 肋间隙，前正中线旁开 6 寸。

轻松找穴：从乳头旁开 3 横指，再向上 1 个肋间隙处。

主治：胸胁胀痛。

周荣

定位：在胸部，第 2 肋间隙，前正中线旁开 6 寸。

轻松找穴：从乳头旁开 3 横指，再向上 2 个肋间隙处。

主治：胸胁胀满、咳嗽、气喘。

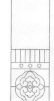

腧穴定位

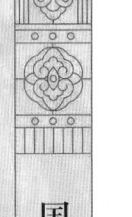

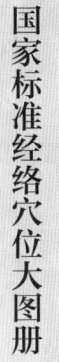

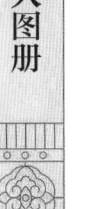

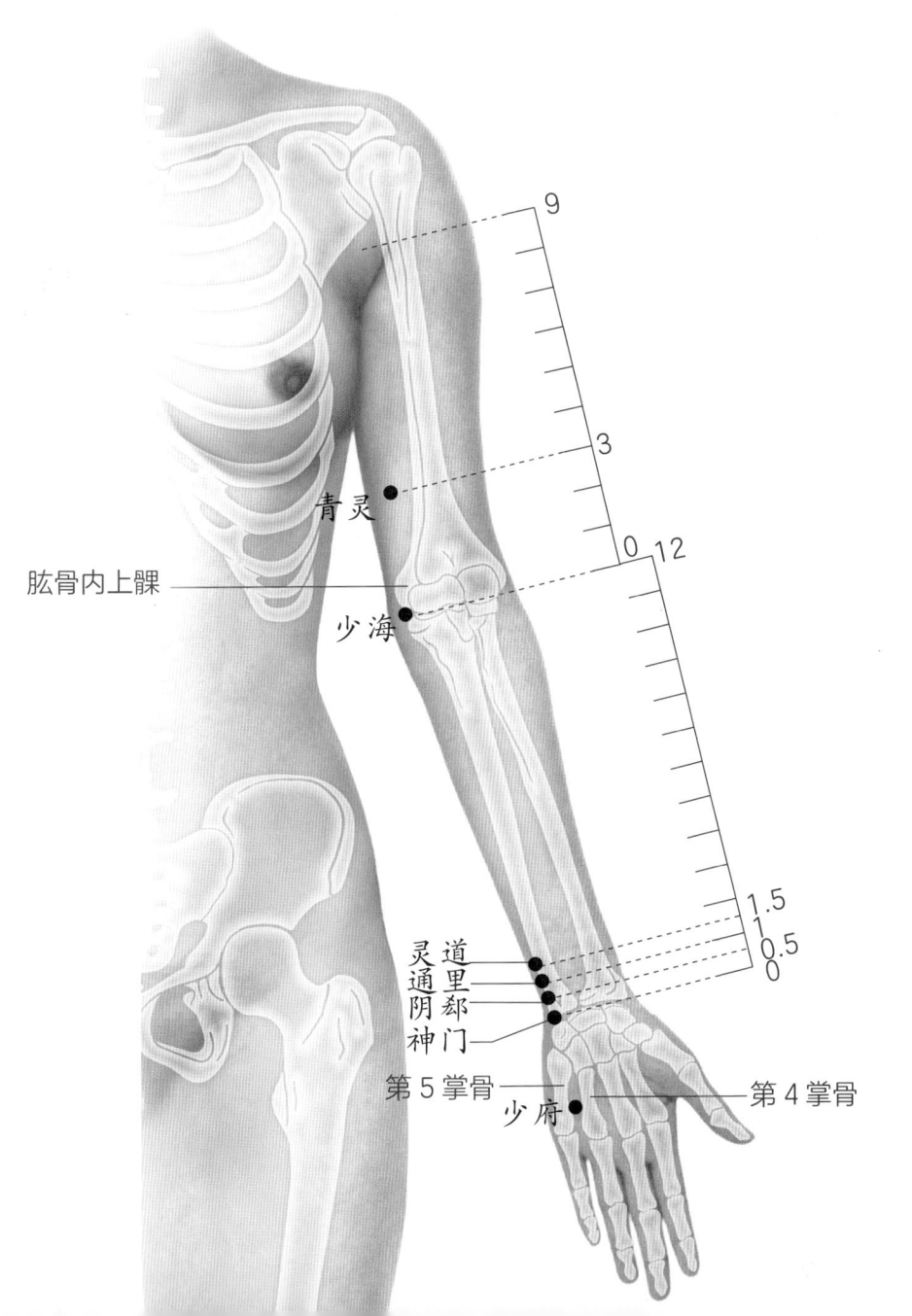

9

3

0   12

青灵

肱骨内上髁

少海

1.5
1
0.5
0

灵道
通里
阴郄
神门

第5掌骨   少府   第4掌骨

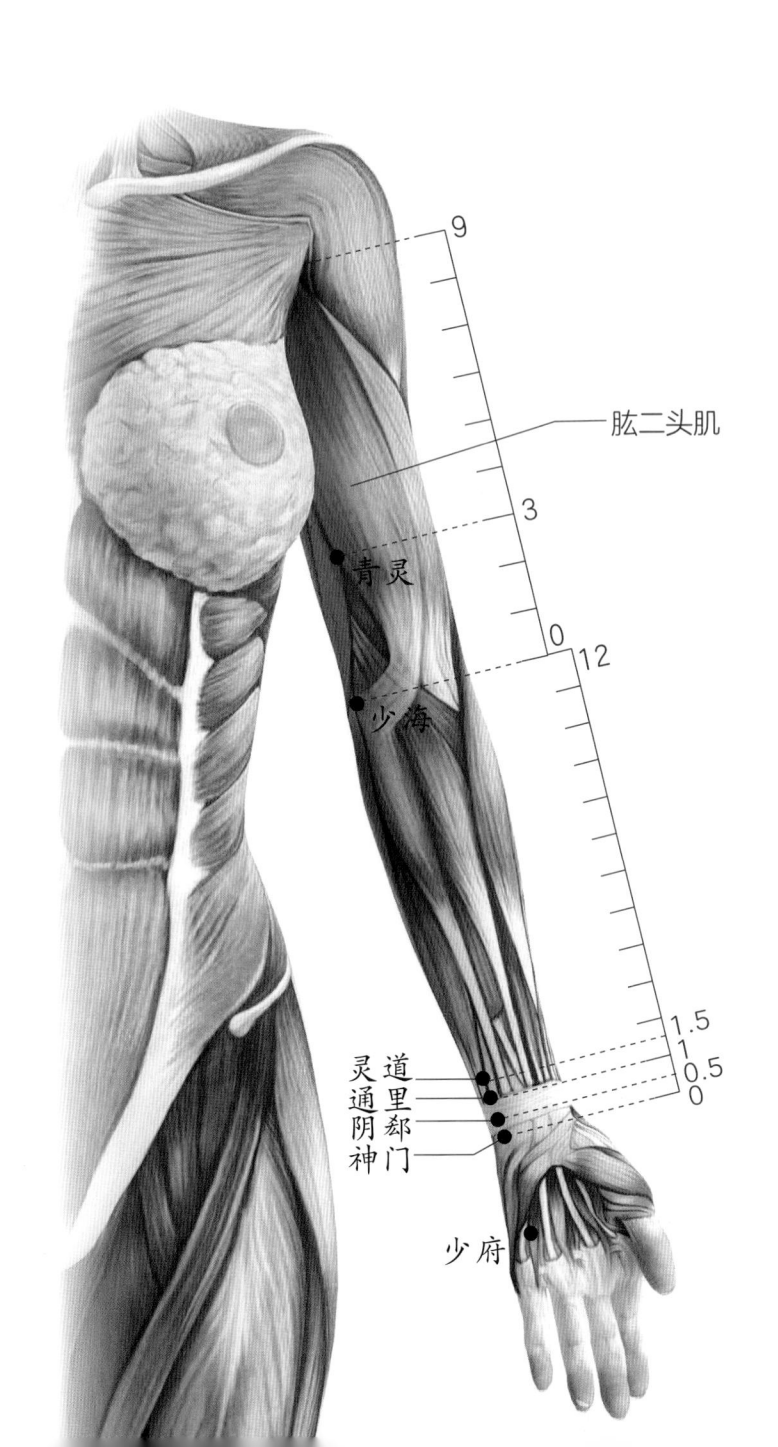

9

肱二头肌

3

青灵

0   12

少海

1.5
1
0.5
0

灵道
通里
阴郄
神门

少府

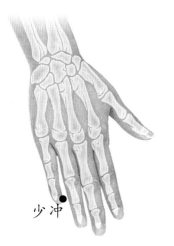

少冲 ●

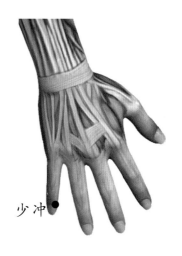

少冲 ●

极泉

定位： 在腋区，腋窝中央，腋动脉搏动处。

轻松找穴： 在腋窝顶点处可触摸到动脉搏动处。

主治： 心痛、心悸、肩周炎、臂痛、胁肋疼痛、臂丛神经损伤、颈淋巴结结核、狐臭，还可作为上肢针麻用穴。

青灵

定位： 在臂前区，肘横纹上3寸，肱二头肌的内侧沟中。

轻松找穴： 从少海沿少海与极泉连线向上4横指处。

主治： 头痛、胁痛、肩周炎、臂痛。

少海

定位： 在肘前区，横平肘横纹，肱骨内上髁前缘。

轻松找穴： 肘横纹内侧端可触及一凹陷，按压有酸麻感处。

主治： 心痛、癔症、肘臂挛痛、臂麻手颤、头项痛、腋胁部痛、颈淋巴结结核。

灵道

定位： 在前臂前区，腕掌侧远端横纹上1.5寸，尺侧腕屈肌腱的桡侧缘。

轻松找穴： 手前臂内侧2条大筋之间的凹陷，从腕横纹向上2横指处。

主治： 心痛、精神异常、急性咽喉炎、肘臂挛痛。

通里

定位： 在前臂前区，腕掌侧远端横纹上1寸，尺侧腕屈肌腱的桡侧缘。

轻松找穴： 手前臂内侧2条大筋之间的凹陷，从腕横纹向上1横指处。

主治： 心悸、怔忡、舌强不语、急性咽喉炎、腕臂痛。

阴郄

定位： 在前臂前区，腕掌侧远端横纹上0.5寸，尺侧腕屈肌腱的桡侧缘。

轻松找穴： 手前臂内侧2条大筋之间的凹陷，从腕横纹向上半横指（拇指），拇指指甲中点所对。

主治： 心痛、惊悸、骨蒸盗汗、吐血、黏膜出血。

神门

定位： 在腕前区，腕掌侧远端横纹尺侧端，尺侧腕屈肌腱的桡侧缘。

轻松找穴： 豌豆骨（手掌小鱼际肌近腕部有一突起圆骨）的桡侧，掌后第一横纹上，尺侧腕屈肌腱的桡侧缘。

主治： 心痛、心烦、惊悸、怔忡、健忘、失眠、痴呆、癫狂、高血压、胸胁痛。

少府

定位： 在手掌，横平第5掌指关节近端，第4、5掌骨之间。

轻松找穴： 以无名指、小指的指尖切压在掌心内的第1横纹上，在两指尖之间。

主治： 心悸、胸痛、外阴瘙痒、阴痛、疮疡、小指挛痛。

少冲

定位： 在手指，小指末节桡侧，指甲根角侧上方0.1寸（指寸）。

轻松找穴： 沿手小指指甲底部与小指桡侧缘引线的交点处。

主治： 心悸、心痛、癫狂、昏迷、热病、胸胁痛。

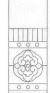

第 1 胸椎棘突
肩中俞
肩外俞
秉风
曲垣
天宗
臑俞
肩贞
肩胛冈
1/3
2/3
小海
12
5
10
支正
养老
尺骨茎突
阳谷
腕骨
后溪
前谷
少泽
第 5 掌骨底
第 5 掌骨

第 7 颈椎棘突
第 1 胸椎棘突
肩中俞
肩外俞
秉风
曲垣
天宗
臑俞
肩贞
尺侧腕屈肌
小海
12
5
10
支正
养老
阳谷
腕骨
前谷
后溪
少泽

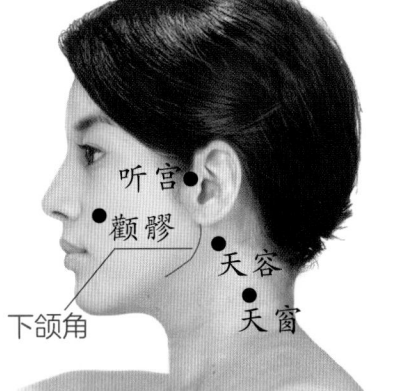

听宫
颧髎
天容
下颌角
天窗

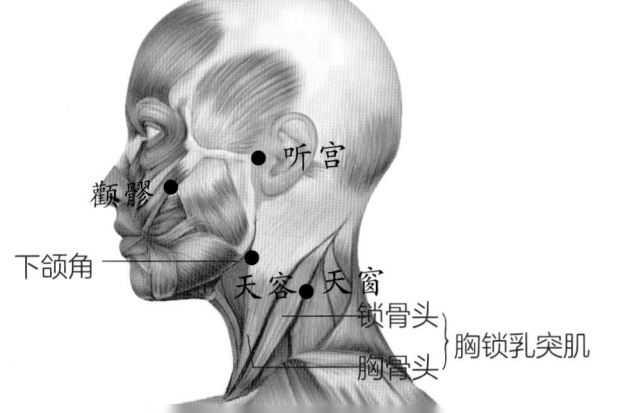

听宫
颧髎
天容
天窗
下颌角
锁骨头
胸骨头
胸锁乳突肌

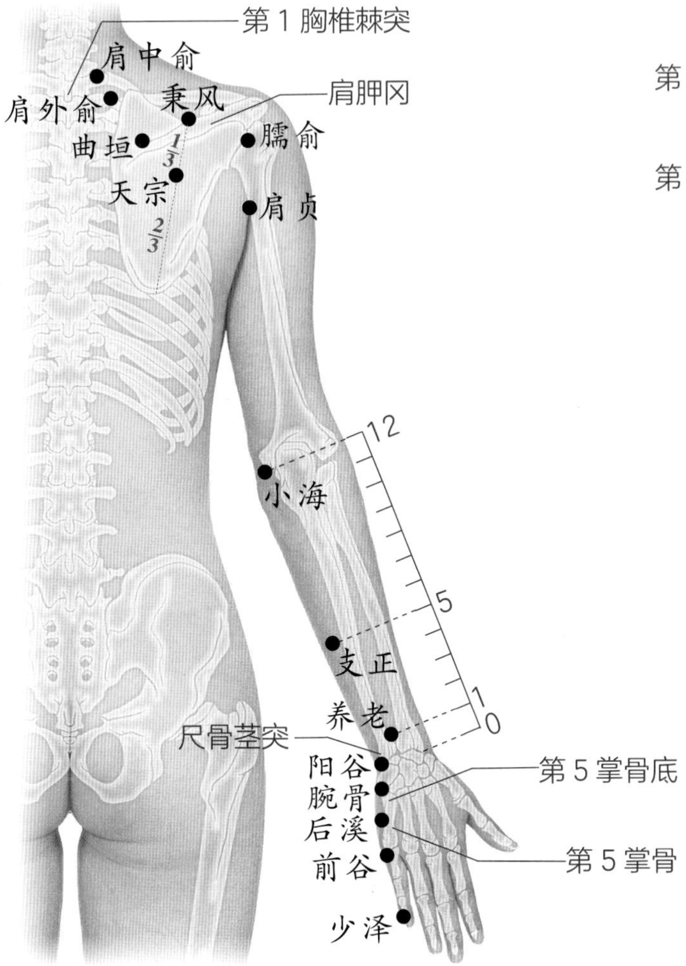

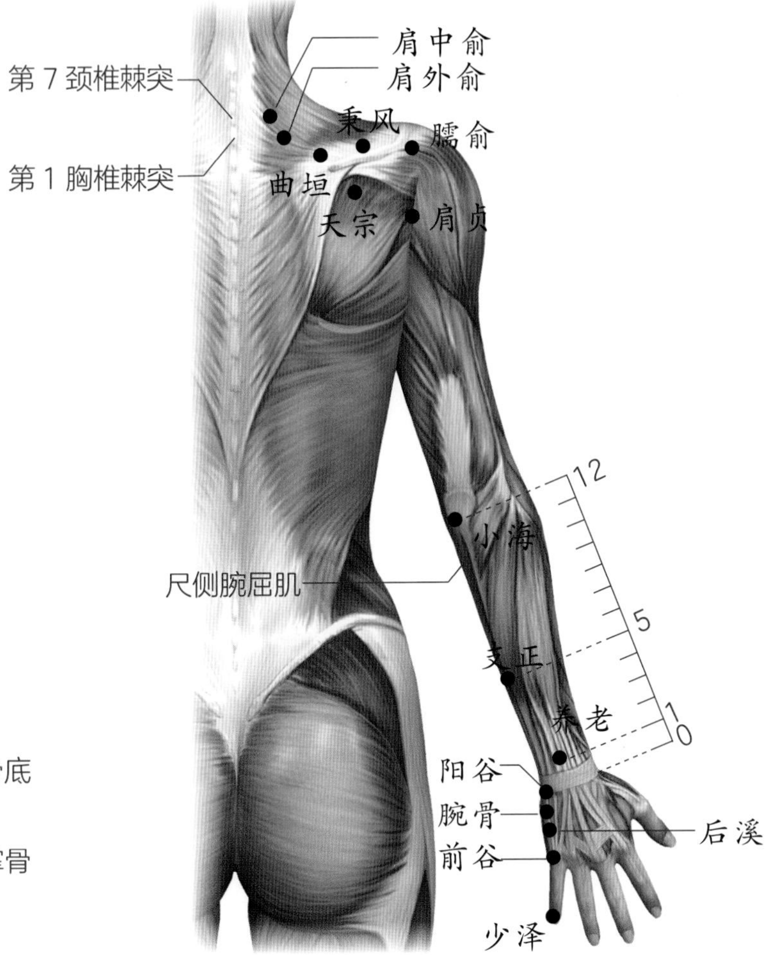

少泽

定位: 在手指,小指末节尺侧,指甲根角侧上方 0.1 寸(指寸)。

轻松找穴: 手小指指甲底部与小指尺侧缘引线的交点处。

主治: 乳房肿痛、乳汁少、昏迷、热病、头痛、白内障、咽喉肿痛。

前谷

定位: 在手指,第 5 掌指关节尺侧远端赤白肉际凹陷中。

轻松找穴: 小指掌指关节前,有一皮肤皱襞突起,其尖端处。

主治: 热病、乳房肿痛、乳汁少、头痛、目痛、耳鸣、咽喉肿痛。

后溪

定位: 在手内侧,第 5 掌指关节尺侧近端赤白肉际凹陷中。

轻松找穴: 小指掌指关节后,有一皮肤皱襞突起,其尖端处。

主治: 头项强痛、腰背痛、手指及肘臂挛痛、耳聋、目赤、癫狂、寒战发热。

腕骨

定位: 在腕区,第 5 掌骨底与三角骨之间的赤白肉际凹陷中。

轻松找穴: 后溪向腕部推,可摸到 2 块骨头在两骨的结合部、掌背面交界处可触及一凹陷处。

主治: 指挛腕痛、头项强痛、白内障、黄疸、热病、寒战发热。

阳谷

定位：在腕后区，尺骨茎突与三角骨之间的凹陷中。

轻松找穴：由腕骨穴向腕部推，相隔一骨（三角骨）的凹陷处。

主治：颈、颌部肿大，臂外侧痛，腕痛，头痛，目眩，耳鸣，耳聋，热病，癫狂。

养老

定位：在前臂后区，腕背横纹上1寸，尺骨头桡侧凹陷中。

轻松找穴：尺骨小头的最高点往桡侧推，可触及一骨缝处。

主治：目视不明，肩、背、肘、臂酸痛。

支正

定位：在前臂后区，腕背侧远端横纹上5寸，尺骨尺侧与尺侧腕屈肌之间。

轻松找穴：阳谷与小海连线的中点处再向下1横指（中指或拇指）处。

主治：头痛、项强、肘臂酸痛、热病、癫狂、疣。

小海

定位：在肘后区，尺骨鹰嘴与肱骨内上髁之间凹陷中。

轻松找穴：尺骨鹰嘴最高点与肱骨外上髁最高点之间可触及一凹陷处。

主治：肘臂疼痛、麻木、癫痫。

肩贞

定位：在肩胛区，肩关节后下方，腋后纹头直上1寸。

轻松找穴：腋后纹头向上1横指，按压酸胀感处。

主治：肩周炎、上肢不遂、颈淋巴结结核。

臑俞

定位：在肩胛区，腋后纹头直上，肩胛冈下缘凹陷中。

轻松找穴：用手指从腋后纹头端肩贞垂直向上推至肩胛冈下缘，按压有酸胀感处。

主治：肩周炎、颈淋巴结结核。

天宗

定位：在肩胛区，肩胛冈中点与肩胛下角连线上1/3与下2/3交点凹陷中。

轻松找穴：在肩胛部，冈下窝中央凹陷处，与第4胸椎平齐，肩胛冈中点下缘，按压有酸胀感处。

主治：肩胛疼痛、肩背部损伤、气喘。

秉风

定位：在肩胛区，肩胛冈中点上方冈上窝中。

轻松找穴：天宗直上跨过至凹陷中点处。

主治：肩胛疼痛、上肢酸麻。

曲垣

定位：在肩胛区，肩胛冈内侧端上缘凹陷中。

轻松找穴：坐位，在肩胛部，冈上窝内侧端，当臑俞与第2胸椎棘突连线的中点，按压有酸胀感处。

主治：肩胛疼痛。

肩外俞

定位：在脊柱区，第1胸椎棘突下，后正中线旁开3寸。

轻松找穴：由大椎往下推1个椎骨棘突下，由此旁开4横指处。

主治：肩背疼痛、颈项强急。

肩中俞

定位：在脊柱区，第7颈椎棘突下，后正中线旁开2寸。

轻松找穴：由大椎旁开3横指处。

主治：咳嗽、气喘、肩背疼痛。

天窗

定位：在颈部，横平喉结，胸锁乳突肌的后缘。

轻松找穴：侧坐，平甲状软骨与舌骨肌之间的廉泉，于胸锁乳突肌后缘，按压有酸胀感处。

主治：耳鸣、耳聋、咽喉肿痛、急性咽喉炎、颈项强痛。

天容

定位：在颈部，下颌角后方，胸锁乳突肌的前缘凹陷中。

轻松找穴：侧坐，在颈部外侧部，平下颌角，位于胸锁乳突肌的前缘凹陷中，按压有酸痛感处。

主治：耳鸣、耳聋、咽喉肿痛、头痛、颈项强痛。

颧髎

定位：在面部，颧骨下缘，目外眦直下凹陷中。

轻松找穴：颧骨最高点下缘可触及一凹陷处。

主治：口眼歪斜、眼睑动、齿痛、三叉神经痛。

听宫

定位：在面部，耳屏正中与下颌骨髁突之间的凹陷中。

轻松找穴：在耳屏与下颌关节之间可触及一凹陷处。

主治：耳鸣、耳聋、齿痛。

腧穴定位

■ 足太阳膀胱经腧穴

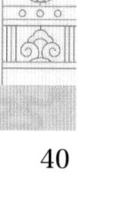

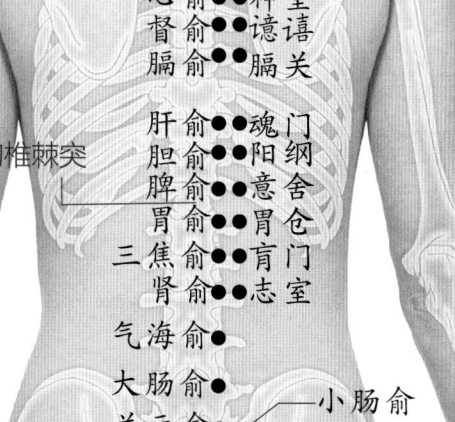

第7颈椎棘突
第1胸椎棘突

大杼 ●
风门 ● ● 附分
肺俞 ● ● 魄户
厥阴俞 ● ● 膏肓
心俞 ● ● 神堂
督俞 ● ● 谚谚
膈俞 ● ● 膈关

第12胸椎棘突

肝俞 ● ● 魂门
胆俞 ● ● 阳纲
脾俞 ● ● 意舍
胃俞 ● ● 胃仓
三焦俞 ● ● 肓门
肾俞 ● ● 志室
气海俞 ●
大肠俞 ●
关元俞 ● 小肠俞
上髎 膀胱俞
中髎 次髎 ● 胞肓
下髎 中膂俞
秩边
白环俞

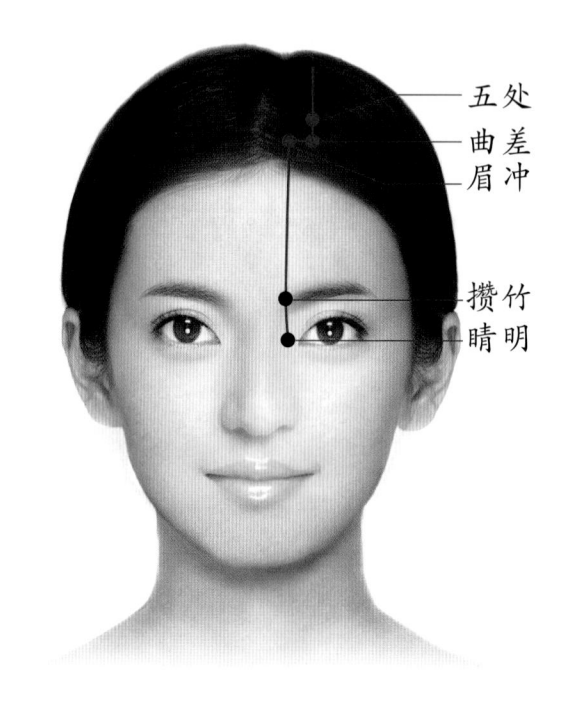

五处
曲差
眉冲

攒竹
睛明

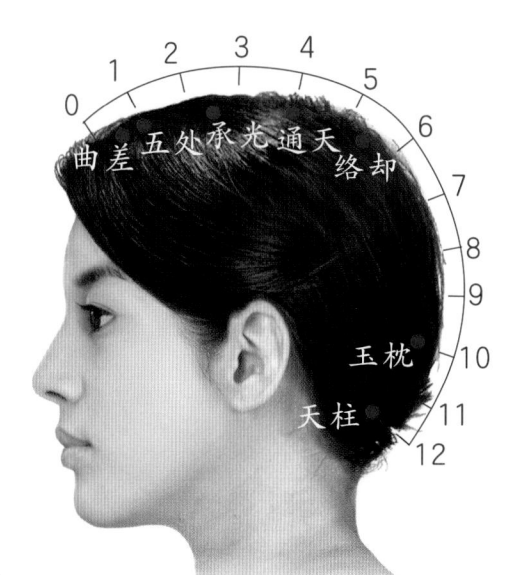

0 1 2 3 4 5 6 7 8 9 10 11 12
曲差 五处 承光 通天 络却
玉枕
天柱

睛明

定位： 在面部，目内眦内上方眶内侧壁凹陷中。

轻松找穴： 手指置于内侧眼角稍上方，轻轻按压可感有一凹陷处。

主治： 目赤肿痛、流泪、视物不明、目眩、近视、夜盲、色盲、急性腰扭伤、坐骨神经痛、心动过速。

攒竹

定位： 在面部，眉头凹陷中，额切迹处。

轻松找穴： 皱眉，可见眉毛内侧端有一隆起处。

主治： 头痛、眉棱骨痛、眼睑瞤动、眼睑下垂、口眼歪斜、目视不明、流泪、目赤肿痛、呃逆。

眉冲

定位： 在头部，额切迹直上入发际0.5寸。

轻松找穴： 手指自眉头向上推，在入发际半横指处。

主治： 头痛、目眩、鼻塞、鼻出血。

曲差

定位： 在头部，前发际正中直上0.5寸，旁开1.5寸。

轻松找穴： 从前发际正中直上半横指，再旁开2横指。

主治： 头痛、目眩、鼻塞、鼻出血。

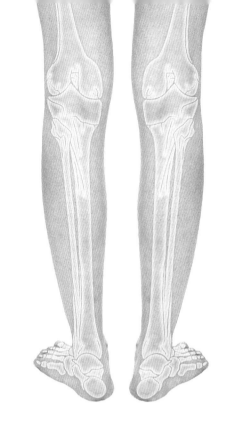

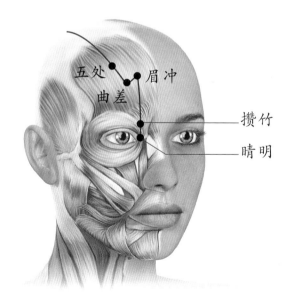

五处

定位： 在头部，前发际正中直上 1 寸，旁开 1.5 寸。

轻松找穴： 从前发际正中直上 1 横指，再旁开 2 横指。

主治： 头痛、目眩、癫痫。

承光

定位： 在头部，前发际正中直上 2.5 寸，旁开 1.5 寸。

轻松找穴： 从前发际正中直上 3 横指，再旁开 2 横指。

主治： 头痛、目眩、鼻塞、热病。

通天

定位： 在头部，前发际正中直上 4 寸，旁开 1.5 寸。

轻松找穴： 正坐，闭上眼睛，先取百会，在百会向上 1 寸处，再旁开 2 横指，按压有酸胀感处。

主治： 头痛、眩晕、鼻塞、鼻出血、鼻窦炎。

络却

定位： 在头部，前发际正中直上 5.5 寸，旁开 1.5 寸。

轻松找穴： 从百会往前发际方向半横指，再旁开 2 横指处。

主治： 头晕、目视不明、耳鸣。

玉枕

定位： 在头部，横平枕外隆凸上缘，后发际正中线旁开 1.3 寸。

轻松找穴： 枕骨旁开 2 横指在骨性隆起的外上缘可触及一凹陷处。

主治： 头项痛、目痛、鼻塞。

天柱

定位： 在颈后区，横平第 2 颈椎棘突上际，斜方肌外缘凹陷中。

轻松找穴： 触摸颈后部斜方肌外侧缘、后发际缘可触及一凹陷处。

主治： 后头痛、项强、肩背腰痛、鼻塞、癫狂、热病。

大杼

定位： 在脊柱区，第 1 胸椎棘突下，后正中线旁开 1.5 寸。

轻松找穴： 大椎向下推 1 个椎骨（第 1 胸椎），从该椎骨棘突下旁开 2 横指处。

主治： 咳嗽、发热、头痛、肩背痛、颈项拘急。

风门

定位： 在脊柱区，第 2 胸椎棘突下，后正中线旁开 1.5 寸。

轻松找穴： 大椎往下推 2 个椎骨（第 2 胸椎），其棘突下缘旁开 2 横指处。

主治： 感冒、咳嗽、发热、头痛、项强、胸背痛。

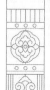

腧穴定位

42

第 7 颈椎棘突
第 1 胸椎棘突

第 12 胸椎棘突

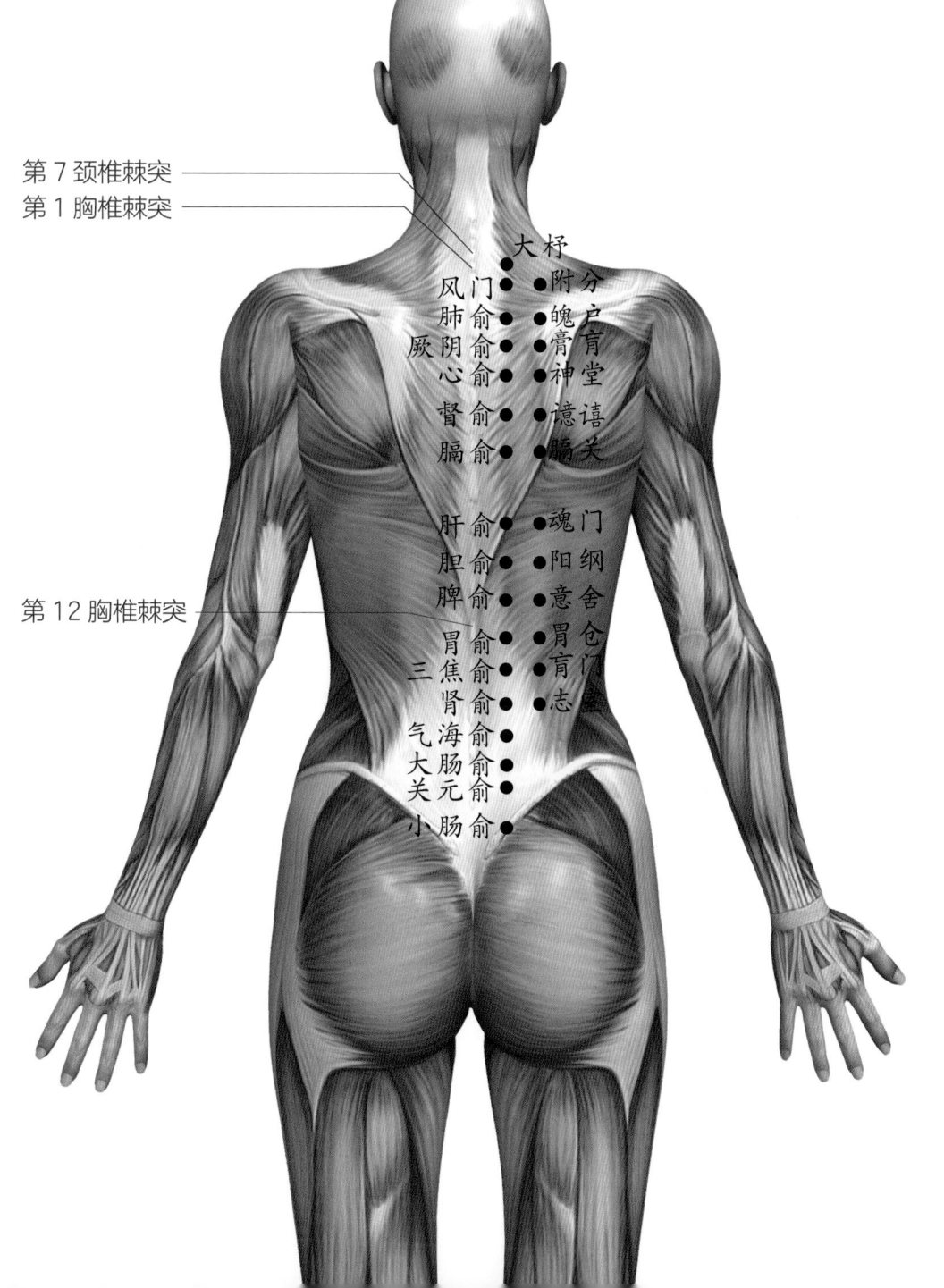

大杼
风门 附分
肺俞 魄户
厥阴俞 膏肓
心俞 神堂
督俞 譩譆
膈俞 膈关

肝俞 魂门
胆俞 阳纲
脾俞 意舍
胃俞 胃仓
三焦俞 肓门
肾俞 志室
气海俞
大肠俞 关元俞
小肠俞

肺俞

定位： 在脊柱区，第 3 胸椎棘突下，后正中线旁开 1.5 寸。

轻松找穴： 大椎往下推 3 个椎骨（第 3 胸椎），其棘突下缘旁开 2 横指处。

主治： 咳嗽、气喘、咯血、骨蒸潮热、盗汗。

厥阴俞

定位： 在脊柱区，第 4 胸椎棘突下，后正中线旁开 1.5 寸。

轻松找穴： 大椎往下再推 4 个椎骨（第 4 胸椎），其棘突下缘旁开 2 横指处。

主治： 心痛、心悸、咳嗽、胸闷、呕吐。

心俞

定位： 在脊柱区，第 5 胸椎棘突下，后正中线旁开 1.5 寸。

轻松找穴： 大椎往下推 5 个椎骨（第 5 胸椎），其棘突下缘旁开 2 横指处。

主治： 心痛、惊悸、失眠、健忘、癫狂、咳嗽、吐血、盗汗、遗精。

督俞

定位： 在脊柱区，第 6 胸椎棘突下，后正中线旁开 1.5 寸。

轻松找穴： 大椎往下推 6 个椎骨（第 6 胸椎），其椎骨棘突下缘旁开 2 横指处。

主治： 心痛、胸闷、气喘、腹胀、腹痛、肠鸣、呃逆。

膈俞

定位： 在脊柱区，第 7 胸椎棘突下，后正中线旁开 1.5 寸。

轻松找穴： 平双肩胛骨下角之椎骨（第 7 胸椎），其棘突下缘旁开约 2 横指处。

主治： 呕吐、呃逆、气喘、吐血、贫血、

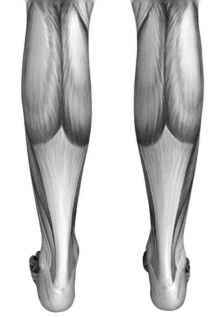

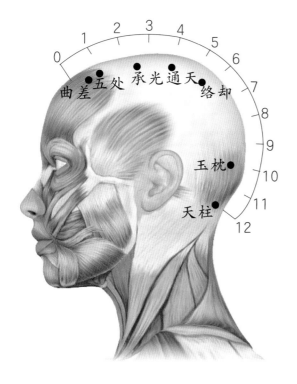

肝俞

定位： 在脊柱区，第9胸椎棘突下，后正中线旁开1.5寸。

轻松找穴： 平双肩胛骨下角之椎骨（第7胸椎）往下推2个椎骨（第9胸椎），其棘突下缘旁开2横指处。

主治： 胁痛、黄疸、目赤、目视不明、夜盲、迎风流泪、癫狂、脊背痛。

胆俞

定位： 在脊柱区，第10胸椎棘突下，后正中线旁开1.5寸。

轻松找穴： 第7胸椎，往下推3个椎骨（第10胸椎），其棘突下缘旁开2横指处。

主治： 黄疸、口苦、胁痛、肺结核、潮热。

脾俞

定位： 在脊柱区，第11胸椎棘突下，后正中线旁开1.5寸。

轻松找穴： 肚脐中相对应处（第2腰椎）往上3个椎体（第11胸椎），其棘突下缘旁开2横指处。

主治： 腹胀、纳呆、呕吐、腹泻、痢疾、便血、水肿、背痛。

胃俞

定位： 在脊柱区，第12胸椎棘突下，后正中线旁开1.5寸。

轻松找穴： 肚脐中相对应处（第2腰椎），往上2个椎体（第12胸椎），其棘突下缘旁开2横指处。

主治： 胃脘痛、呕吐、腹胀、肠鸣。

三焦俞

定位： 在脊柱区，第1腰椎棘突下，后正中线旁开1.5寸。

轻松找穴： 肚脐中相对应处（第2腰椎）往上1个椎体（第1腰椎），其棘突下缘旁开2横指处。

主治： 肠鸣、腹胀、呕吐、腹泻、痢疾、小便不利、水肿、腰背强痛。

肾俞

定位： 在脊柱区，第2腰椎棘突下，后正中线旁开1.5寸。

轻松找穴： 肚脐中相对应处（第2腰椎），其棘突下缘旁开2横指处。

主治： 头晕、耳鸣、耳聋、腰酸痛、遗尿、遗精、阳痿、早泄、不育、月经不调、带下。

气海俞

定位： 在脊柱区，第3腰椎棘突下，后正中线旁开1.5寸。

轻松找穴： 肚脐中相对应处（第2腰椎）往下推1个椎体，其棘突下缘旁开2横指处。

主治： 肠鸣腹胀、痛经、腰痛。

大肠俞

定位： 在脊柱区，第4腰椎棘突下，后正中线旁开1.5寸。

轻松找穴： 两侧髂前上嵴之连线与脊柱之交点即为第4腰椎棘突下，其棘突旁开2横指处。

主治： 腰腿痛、腹胀、腹泻、便秘。

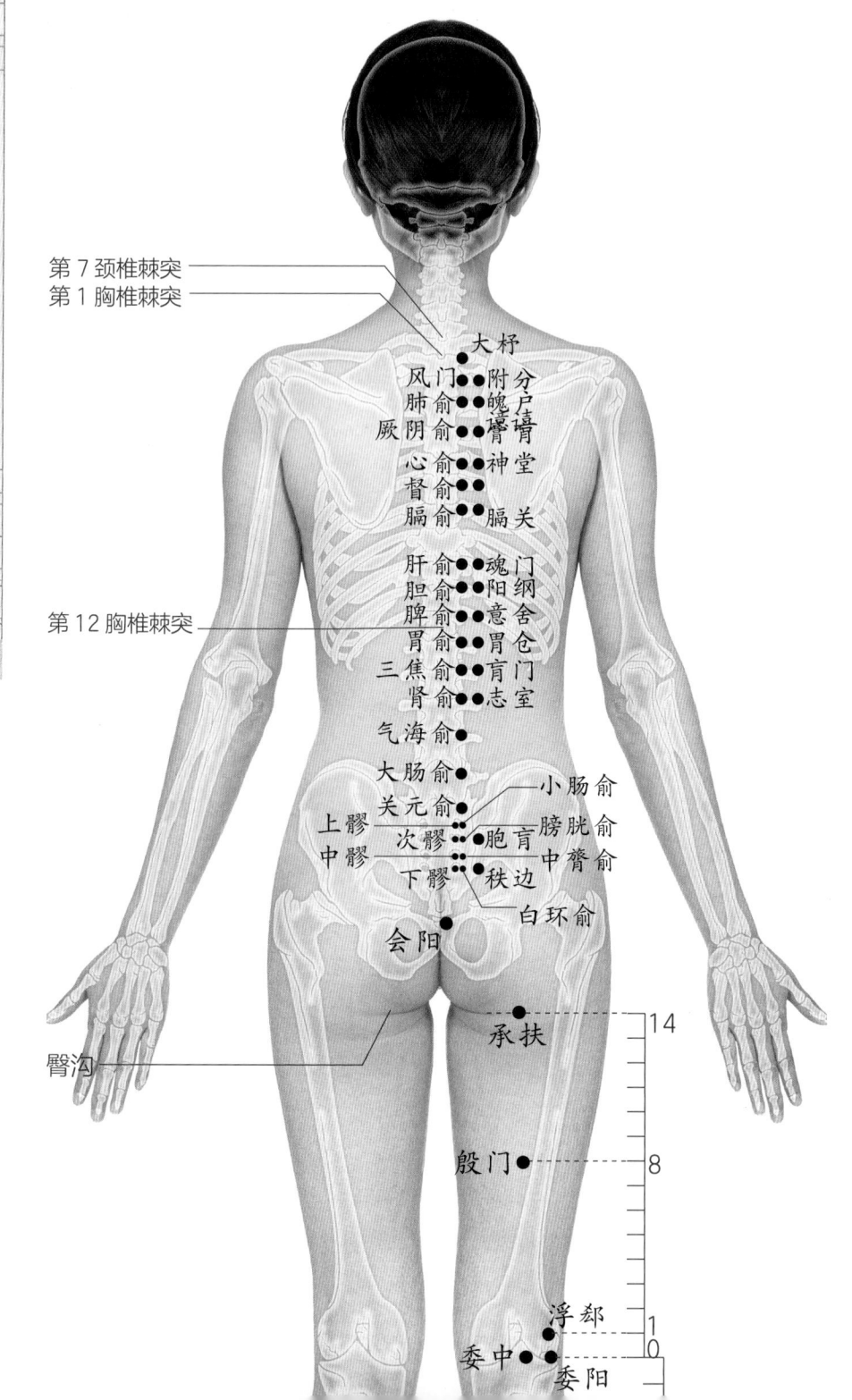

第 7 颈椎棘突
第 1 胸椎棘突

大杼
风门　附分　分户
肺俞　魄　膏　户
厥阴俞　譩　肓　译
心俞　神堂
督俞
膈俞　膈关

第 12 胸椎棘突

肝俞　魂门
胆俞　阳纲
脾俞　意舍
胃俞　胃仓
三焦俞　肓门
肾俞　志室
气海俞
大肠俞
关元俞　小肠俞
上髎　膀胱俞
中髎　次髎　胞肓　中膂俞
下髎　秩边
　　　　白环俞
会阳

臀沟

承扶　　14

殷门　　8

浮郄　　1
委中　　0
委阳

关元俞

定位: 在脊柱区,第 5 腰椎棘突下,后正中线旁开 1.5 寸。

轻松找穴: 两侧髂前上棘之连线与脊柱之交点处(第 4 腰椎棘突下)往下推 1 个椎体(第 5 腰椎),其棘突下缘旁开 2 横指处。

主治: 腹胀、腹泻、腰骶痛、小便频数、小便不利、遗尿。

小肠俞

定位: 在骶区,横平第 1 骶后孔,骶正中嵴旁开 1.5 寸。

轻松找穴: 从骨盆后面髂嵴最高点向内下方骶角两侧循摸可触及一高骨突起(髂后上棘),与之平齐,髂骨正中突起处(第 1 骶椎棘突),旁开 2 横指处。

主治: 遗精、遗尿、尿血、尿痛、带下、腹泻、痢疾、疝气、腰骶痛。

附分

定位: 在脊柱区,第 2 胸椎棘突下,后正中线旁开 3 寸。

轻松找穴: 屈颈,可见颈背部交界处椎骨有一高突(第 7 颈椎),往下推 2 个椎骨,其棘突下缘旁开 4 横指。

主治: 颈项强痛、肩周炎、背拘急、肘臂麻木。

魄户

定位: 在脊柱区,第 3 胸椎棘突下,后正中线旁开 3 寸。

轻松找穴: 屈颈,可见颈背部交界处椎骨有一高突(第 7 颈椎),往下推 3 个椎骨,其棘突下缘旁开 4 横指处。

主治: 咳嗽、气喘、肺结核、项强、肩周炎、背痛。

膏肓

定位: 在脊柱区,第 4 胸椎棘突下,后正中线旁开 3 寸。

轻松找穴: 屈颈,可见颈背部交界处椎骨有一高突(第 7 颈椎),往下推 4 个椎骨,其棘突下缘旁开 4 横指处。

主治: 咳嗽、气喘、肺结核、肩胛痛、健忘、遗精、盗汗。

神堂

定位: 在脊柱区,第 5 胸椎棘突下,后正中线旁开 3 寸。

轻松找穴: 平双肩胛骨下角之椎骨(第 7 胸椎),往上推 2 个椎骨,其棘突下缘旁开 4 横指处。

主治: 咳嗽、气喘、胸闷、脊背强痛。

譩譆

定位: 在脊柱区,第 6 胸椎棘突下,后正中线旁开 3 寸。

轻松找穴: 平双肩胛骨下角之椎骨(第 7 胸椎),往上推 1 个椎骨(第 6 胸椎),其棘突下缘旁开 4 横指处。

主治: 咳嗽、气喘、肩周炎、背痛、疟疾、热病。

膈关

定位: 在脊柱区,第 7 胸椎棘突下,后正中线旁开 3 寸。

轻松找穴: 平双肩胛骨下角之椎骨(第 7 胸椎),从该椎体棘突下缘旁开 4 横指处。

主治: 胸闷、嗳气、呕吐、脊背强痛。

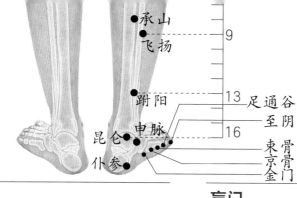

承山
飞扬
9
踹阳
13 足通谷
至阴
昆仑 申脉 16 束骨
仆参 京骨
金门

魂门

定位： 在脊柱区，第9胸椎棘突下，后正中线旁开3寸。

轻松找穴： 平双肩胛骨下角之椎骨（第7胸椎）往下2个椎体，其棘突下旁开4横指处。

主治： 胸胁痛、背痛、呕吐、腹泻。

阳纲

定位： 在脊柱区，第10胸椎棘突下，后正中线旁开3寸。

轻松找穴： 平双肩胛骨下角之椎骨（第7胸椎）再往下3个椎体，其棘突下旁开4横指处。

主治： 肠鸣、腹痛、腹泻、黄疸、1型糖尿病。

意舍

定位： 在脊柱区，第11胸椎棘突下，后正中线旁开3寸。

轻松找穴： 肚脐中相对应处（第2腰椎）往上3个椎体（第11胸椎），其棘突下缘旁开4横指处。

主治： 腹胀、肠鸣、呕吐、腹泻。

胃仓

定位： 在脊柱区，第12胸椎棘突下，后正中线旁开3寸。

轻松找穴： 肚脐中相对应处（第2腰椎）往上2个椎体（第12胸椎），其棘突下缘旁开4横指处。

主治： 胃脘痛、腹胀、小儿食积、水肿、背脊痛。

肓门

定位： 在腰区，第1腰椎棘突下，后正中线旁开3寸。

轻松找穴： 肚脐中相对应处（第2腰椎）往上1个椎体（第1腰椎），其棘突下缘旁开4横指处。

主治： 腹痛、痞块、便秘、乳房肿痛、乳腺疾病。

志室

定位： 在腰区，第2腰椎棘突下，后正中线旁开3寸。

轻松找穴： 肚脐中相对应处（第2腰椎），其棘突下缘旁开4横指处。

主治： 遗精、阳痿、小便不利、水肿、腰背强痛。

膀胱俞

定位： 在骶区，横平第2骶后孔，骶正中嵴旁开1.5寸。

轻松找穴： 第1骶椎棘突，向下循推1个椎体（第2骶椎），其旁开2横指处。

主治： 小便不利、遗尿、腰骶痛、腹泻、便秘。

中膂俞

定位： 在骶区，横平第3骶后孔，骶正中嵴旁开1.5寸。

轻松找穴： 第1骶椎棘突，向下推2个椎体（第3骶椎），其旁开2横指处。

主治： 腹泻、疝气、腰骶痛。

白环俞

定位： 在骶区，横平第4骶后孔，骶正中嵴旁开1.5寸。

轻松找穴： 第1骶椎棘突，向下推3个椎体（第4骶椎），其旁开2横指处。

主治： 遗尿、遗精、月经不调、带下、疝气、腰骶痛。

上髎

定位： 在骶区，正对第1骶后孔中。

轻松找穴： 坐位，把无名指按在骨盆后高骨突起处及与其平行的髂骨正中突起处之间凹陷上（第2骶后孔），其余四指等距离分开，小指尖处。

主治： 二便不利，月经不调，带下，子宫、阴道脱垂，遗精，阳痿，腰骶痛。

次髎

定位： 在骶区，正对第2骶后孔中。

轻松找穴： 坐位，骨盆后可触及一高骨突起，与之平行的髂骨正中突起处为第2骶椎，髂后上棘与其之间的凹陷处。

主治： 月经不调、痛经、带下、小便不利、遗精、疝气、腰骶痛、下肢痿痹。

中髎

定位： 在骶区，正对第3骶后孔中。

轻松找穴： 坐位，骨盆后可摸到一高骨突起，把无名指按在其上及与其平行的髂骨正中突起处之间的凹陷上（第2骶后孔），食指、中指、无名指、小指等距离分开，中指尖处。

主治： 便秘、腹泻、小便不利、月经不调、带下、腰骶痛。

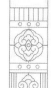

腧穴定位

国家标准经络穴位大图册

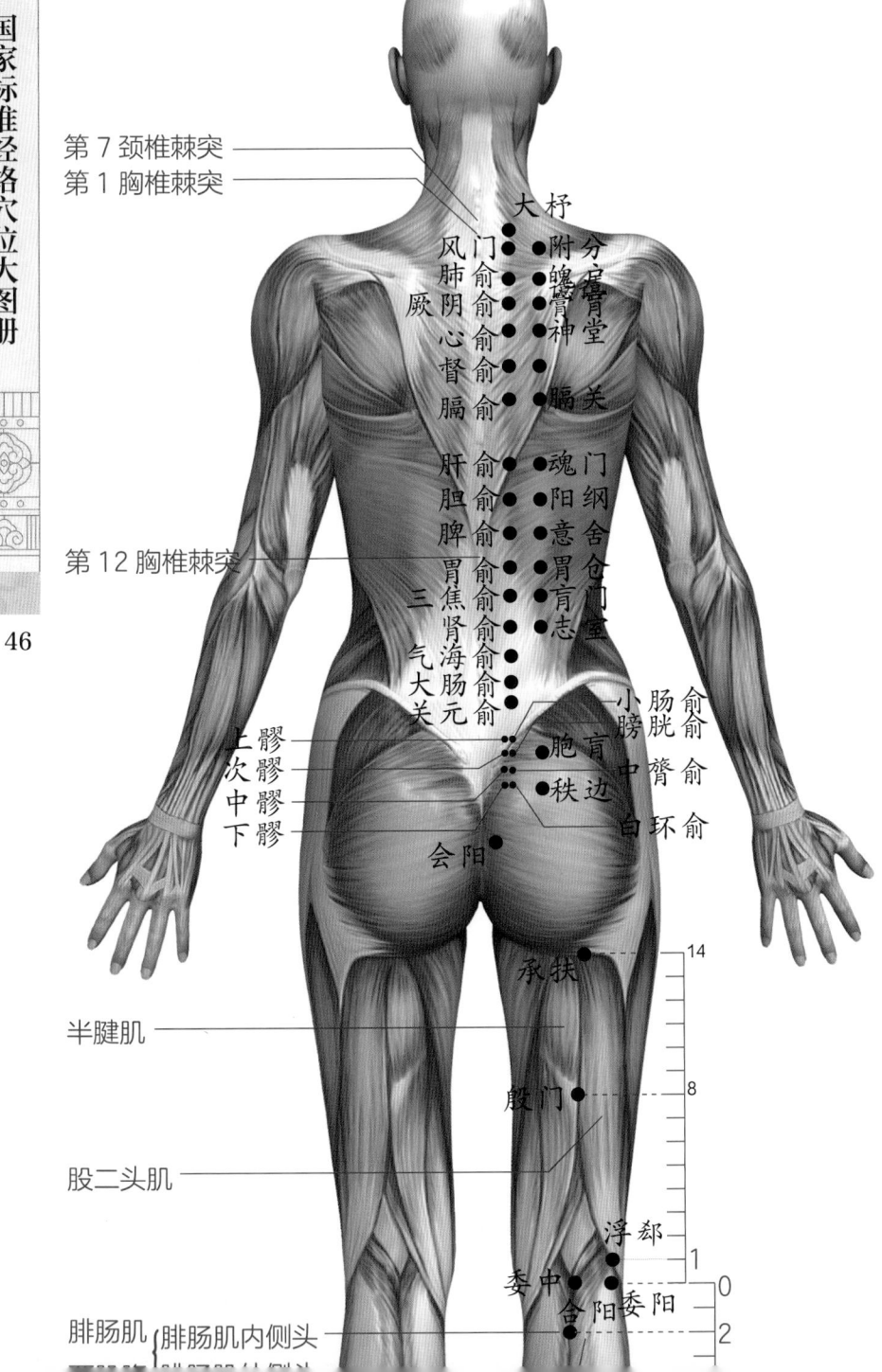

第7颈椎棘突
第1胸椎棘突

大杼
门 附 膏
俞 分 肓 堂
风 魄 神
肺 户 堂
俞

厥 心 督
阴 俞 俞
心 膈
俞 俞

膈
关

第12胸椎棘突

肝 魂 门
胆 俞 阳 纲
脾 意 舍
俞 胃 仓
胃 肓 门
俞 志 室
三焦俞
肾俞
气海俞
大肠俞
关元俞

小 膀 肓
肠 胱 门
俞 俞 秩
中 胞 边
膂 肓
俞 白环俞

上髎
次髎
中髎
下髎

会阳

承扶

半腱肌

股二头肌

殷门

浮郄

委中

合阳

腓肠肌
腓肠肌内侧头

14
8
1
0
2

下髎

定位：在骶区，正对第4骶后孔中。

轻松找穴：坐位，把无名指按在骨盆后高骨突起处及与其平行的髂骨正中突起处之间凹陷上（第2骶后孔），其余四指等距离分开，食指尖处。

主治：腹痛、便秘、小便不利、带下、腰骶痛。

胞肓

定位：在骶区，横平第2骶后孔，骶正中嵴旁开3寸。

轻松找穴：髂骨正中突起处（第1骶椎棘突），往下推1个椎体（第2骶椎），其旁开4横指处。

主治：肠鸣、腹胀、便秘、癃闭、腰背强痛。

秩边

定位：在骶区，横平第4骶后孔，骶正中嵴旁开3寸。

轻松找穴：下髎旁开4横指处。

主治：腰骶痛、下肢痿痹、小便不利、便秘、痔疮、阴痛。

会阳

定位：在骶区，尾骨端旁开0.5寸。

轻松找穴：坐位或跪伏位，在骶部，于尾骨下端旁开0.5寸处的凹陷中，按压有酸胀感处。

主治：痔疮、腹泻、阳痿、带下。

承扶

定位：在股后区，臀沟的中点。

轻松找穴：于臀下横纹正中点，按压有酸胀感处。

主治：腰、骶、臀、大腿部疼痛、痔疮。

殷门

定位：在股后区，臀沟下6寸，股二头肌与半腱肌之间。

轻松找穴：俯卧，穴在大腿后面，承扶与委中连线的中点再向上1横指处。

主治：腰痛、下肢痿痹。

浮郄

定位：在膝后区，腘横纹上1寸，股二头肌腱的内侧缘。

轻松找穴：腘横纹外侧端向上1横指，可触及一大筋（股二头肌腱），在该筋内侧按压有凹陷处。

主治：膝部疼痛、麻木、便秘。

委阳

定位：在膝部，腘横纹上，股二头肌腱的内侧缘。

轻松找穴：在腘横纹外侧端可触及一大筋（股二头肌腱），在该筋内侧按压有凹陷处。

主治：腹满、小便不利、腰强痛、腿足挛痛。

委中

定位：在膝后区，腘横纹中点。

轻松找穴：腘窝横纹中点，按压有动脉搏动感处。

主治：腰背痛、下肢痿痹、腹痛、急性吐泻、小便不利、遗尿、丹毒。

合阳

定位：在小腿后区，腘横纹下2寸，腓肠肌内、外侧头之间。

轻松找穴：从腘横纹中点直下3横指处。

主治：腰背强痛、下肢痿痹、疝气、崩漏。

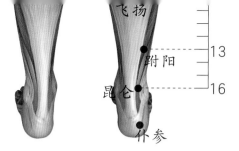

飞扬

跗阳 --- 13

昆仑 --- 16

仆参

承筋

定位： 在小腿后区，腘横纹下 5 寸，腓肠肌两肌腹之间。

轻松找穴： 小腿用力。在小腿后面可见一肌肉（腓肠肌）明显隆起，肌腹中央处，按压有酸胀感处。

主治： 小腿痛、肌肉痉挛、腰背拘急、痔疮。

承山

定位： 在小腿后区，腓肠肌两肌腹与肌腱交角处。

轻松找穴： 腓肠肌下部可见一人字纹，在其下可触及一凹陷处。

主治： 腰背痛、小腿肌肉痉挛、痔疮、便秘。

飞扬

定位： 在小腿后区，昆仑直上 7 寸，腓肠肌外下缘与跟腱移行处。

轻松找穴： 腘横纹至外踝尖之中点再往下方外侧 1 横指，当小腿腓骨后缘处。

主治： 头痛、目眩、鼻塞、鼻出血、腰背痛、腿软无力、痔疮。

跗阳

定位： 在小腿后区，昆仑直上 3 寸，腓骨与跟腱之间。

轻松找穴： 足外踝后方，平足外踝向上 4 横指，按压有酸胀感处。

主治： 腰骶痛、外踝肿痛、头痛。

昆仑

定位： 在踝区，外踝尖与跟腱之间的凹陷中。

轻松找穴： 外踝尖与脚腕后的大筋之间可触及一凹陷处。

主治： 后头痛、项强、腰骶疼痛、足踝肿痛、癫狂、滞产。

仆参

定位： 在跟区，昆仑直下，跟骨外侧，赤白肉际处。

轻松找穴： 从昆仑垂直向下 1 横指处。

主治： 下肢痿痹、足跟痛、癫狂。

申脉

定位： 在踝区，外踝尖直下，外踝下缘与跟骨之间凹陷中。

轻松找穴： 外踝垂直向下可触及一凹陷处。

主治： 头痛、眩晕、癫狂、失眠、腰腿酸痛。

金门

定位： 在足背，外踝前缘直下。第 5 跖骨粗隆后方，骰骨下缘凹陷中。

轻松找穴： 脚趾向上翘起可见一骨头凸起（骰骨），其外侧可触及一凹陷处。

主治： 头痛、腰痛、下肢痿痹、外踝痛、痹证、癫狂、小儿惊风。

京骨

定位： 在跖区，第 5 跖骨粗隆前下方，赤白肉际处。

轻松找穴： 沿着小趾后面的长骨往后推，可触摸到一凸起（第 5 跖骨粗隆），其下方赤白肉际处，按压可触及一凹陷处。

主治： 头痛、项强、腰腿痛、癫狂。

束骨

定位： 在跖区，第 5 跖趾关节的近端，赤白肉际处。

轻松找穴： 第 5 跖趾关节后方掌背交界线处可触及一凹陷处。

主治： 头痛、项强、目眩、腰腿痛、癫狂。

足通谷

定位： 在足趾，第 5 跖趾关节的远端，赤白肉际处。

轻松找穴： 第 5 跖趾关节前方掌背交界线处可触及一凹陷处。

主治： 头痛、项强、鼻出血、癫狂。

至阴

定位： 在足趾，小趾末节外侧，趾甲根角侧后方 0.1 寸。

轻松找穴： 小趾趾甲外侧缘与下缘各作一垂线之交点处。

主治： 胎位不正、滞产、头痛、目痛、鼻塞、鼻出血。

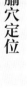

腧穴定位

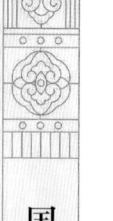

■ 足少阴肾经腧穴

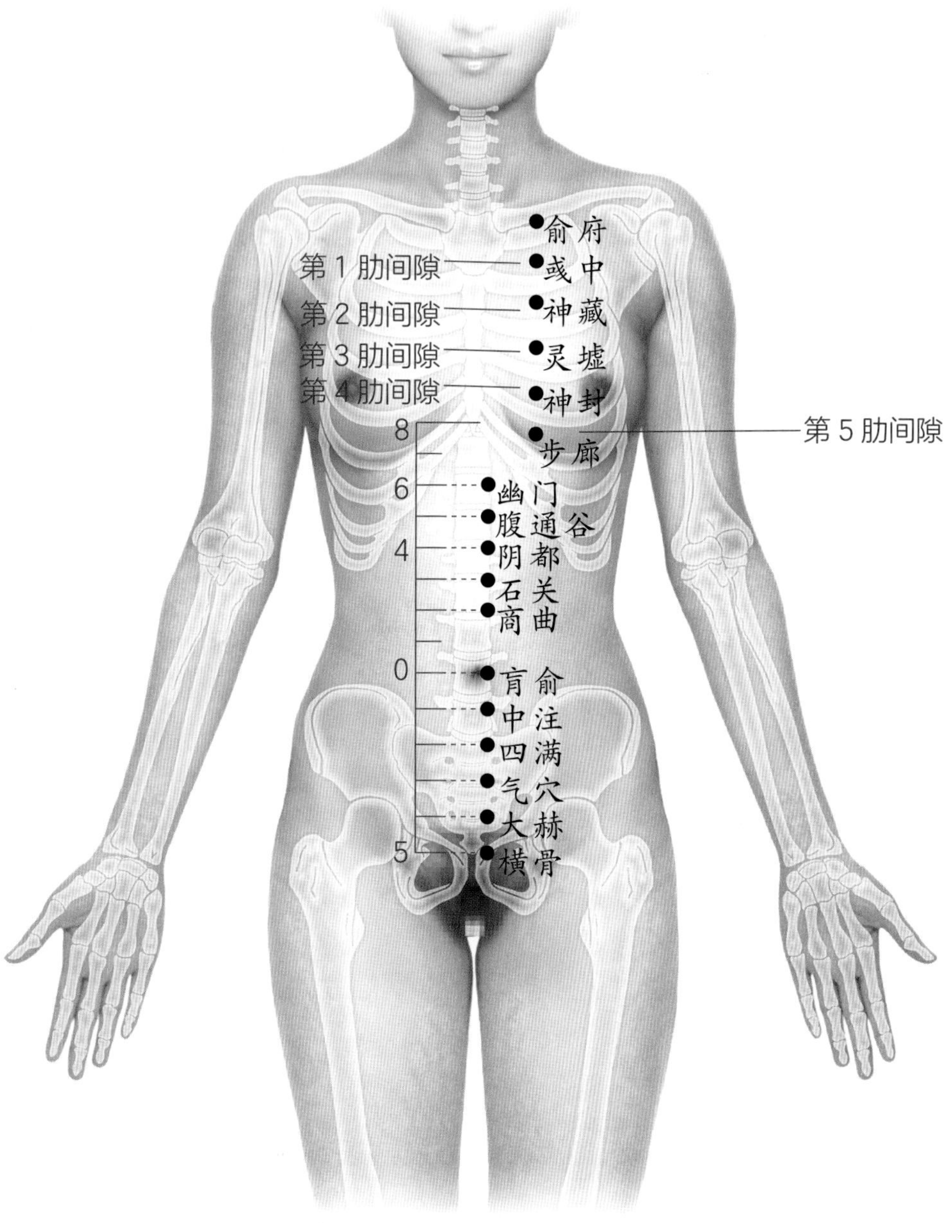

俞府
彧中
神藏
灵墟
神封
步廊

第1肋间隙
第2肋间隙
第3肋间隙
第4肋间隙

8

第5肋间隙

6
幽门
腹通谷
阴都
石关
商曲

4

0
肓俞
中注
四满
气穴
大赫
横骨

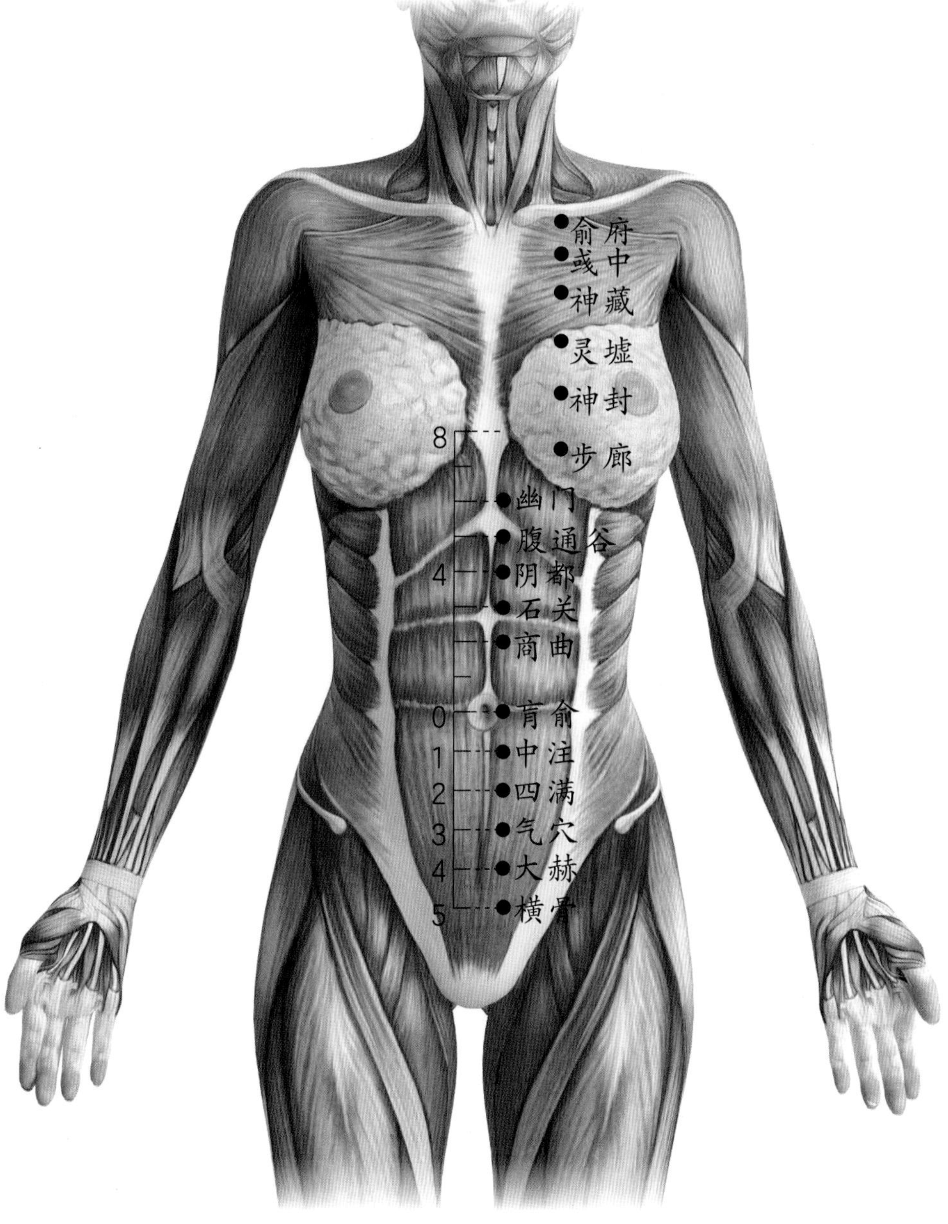

5

俞府
彧中
神藏
灵墟
神封
步廊

8

幽门
腹通谷
阴都
石关
商曲

4

0
1
2
3
4
5
肓俞
中注
四满
气穴
大赫
横骨

俞府

定位： 在胸部，锁骨下缘，前正中线旁开 2 寸。

轻松找穴： 在锁骨下凹陷中，前正中线旁开 3 横指处。

主治： 咳嗽、气喘、胸痛。

彧中

定位： 在胸部，第 1 肋间隙，前正中线旁开 2 寸。

轻松找穴： 自乳头垂直向上 3 个肋间隙，前正中线旁开 3 横指处。

主治： 胸胁支满、咳嗽、气喘。

神藏

定位： 在胸部，第 2 肋间隙，前正中线旁开 2 寸。

轻松找穴： 自乳头垂直向上 2 个肋间隙，前正中线旁开 3 横指处。

主治： 胸胁支满、咳嗽、气喘、呕吐、不嗜食。

灵墟

定位： 在胸部，第 3 肋间隙，前正中线旁开 2 寸。

轻松找穴： 自乳头垂直向上 1 个肋间隙，由前正中线旁开 3 横指处。

主治： 胸胁支满、咳嗽、气喘、乳房肿痛、呕吐。

神封

定位： 在胸部，第 4 肋间隙，前正中线旁开 2 寸。

轻松找穴： 在平乳头的肋间隙中，由前正中线旁开 3 横指处。

主治： 胸胁支满、咳嗽、气喘、乳房肿痛、呕吐、不嗜食。

步廊

定位： 在胸部，第 5 肋间隙，前正中线旁开 2 寸。

轻松找穴： 自乳头向下 1 个肋间隙，由前正中线旁开 3 横指处。

主治： 胸痛、咳嗽、气喘、乳房肿痛。

幽门

定位： 在上腹部，脐中上 6 寸，前正中线旁开 0.5 寸。

轻松找穴： 胸剑联合中点直下 3 横指，再自前正中线旁开半横指处。

主治： 呕吐、腹痛、腹胀、腹泻。

腹通谷

定位： 在上腹部，脐中上 5 寸，前正中线旁开 0.5 寸。

轻松找穴： 胸剑联合中点直下 4 横指，再自前正中线旁开半横指处。

主治： 腹痛、腹胀、胃痛、呕吐、心悸、胸痛。

阴都

定位： 在上腹部，脐中上 4 寸，前正中线旁开 0.5 寸。

轻松找穴： 胸剑联合正中点与肚脐连线的中点，再自前正中线旁开半横指处。

主治： 胃痛、腹胀、便秘。

石关

定位： 在上腹部，脐中上 3 寸，前正中线旁开 0.5 寸。

轻松找穴： 先从肚脐向上 4 横指，再自前正中线旁开半横指处。

主治： 胃痛、呕吐、腹痛、腹胀、便秘、不孕。

商曲

定位： 在上腹部，脐中上 2 寸，前正中线旁开 0.5 寸。

轻松找穴： 从肚脐向上 3 横指，再自前正中线旁开半横指处。

主治： 胃痛、腹痛、腹胀、腹泻、便秘、腹中积聚。

肓俞

定位： 在腹部，脐中旁开 0.5 寸。

轻松找穴： 自肚脐旁开半横指，在腹直肌内缘处。

主治： 腹痛、腹胀、腹泻、便秘、月经不调、疝气。

中注

定位： 在下腹部，脐中下 1 寸，前正中线旁开 0.5 寸。

轻松找穴： 从肚脐向下 1 横指（拇指），再自前正中线旁开半横指处。

主治： 月经不调、腹痛、便秘、腹泻。

四满

定位： 在下腹部，脐中下 2 寸，前正中线旁开 0.5 寸。

轻松找穴： 从肚脐向下 3 横指，再自前正中线旁开半横指处。

主治： 月经不调、崩漏、带下、产后恶露不净、遗精、遗尿、小腹痛、便秘、水肿。

气穴

定位： 在下腹部，脐中下 3 寸，前正中线旁开 0.5 寸。

轻松找穴： 从肚脐向下 4 横指，再自前正中线旁开半横指处。

主治： 奔豚气、月经不调、带下、小便不利、腹泻。

大赫

定位： 在下腹部，脐中下 4 寸，前正中线旁开 0.5 寸。

轻松找穴： 由横骨直上 1 横指处。

主治： 遗精、阳痿、子宫、阴道脱垂、带下。

横骨

定位： 在下腹部，脐中下 5 寸，前正中线旁开 0.5 寸。

轻松找穴： 耻骨联合上缘与前正中线交点，旁开半横指处。

主治： 下腹胀痛、小便不利、遗尿、遗精、阳痿、疝气。

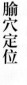

腧穴定位

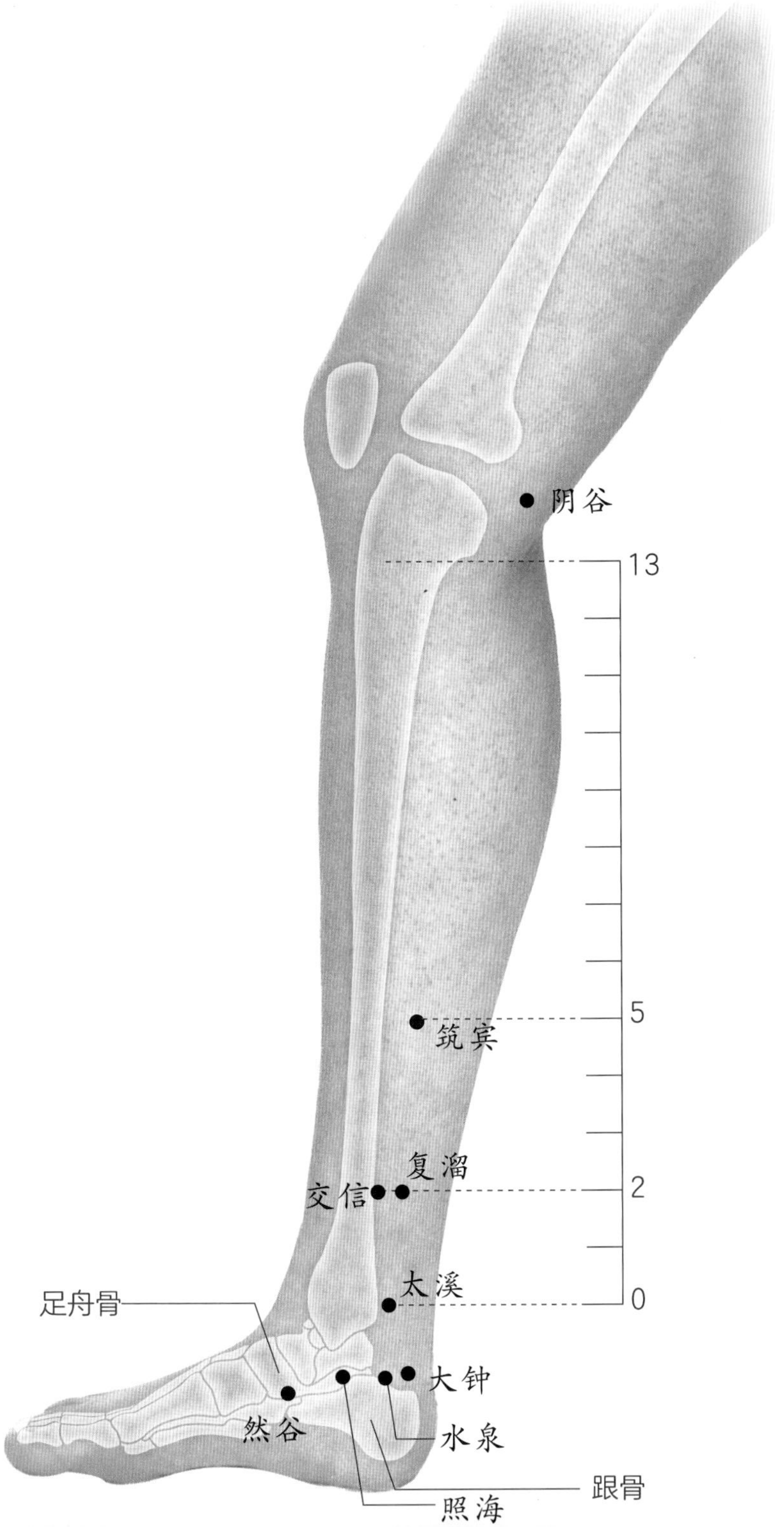

阴谷

13

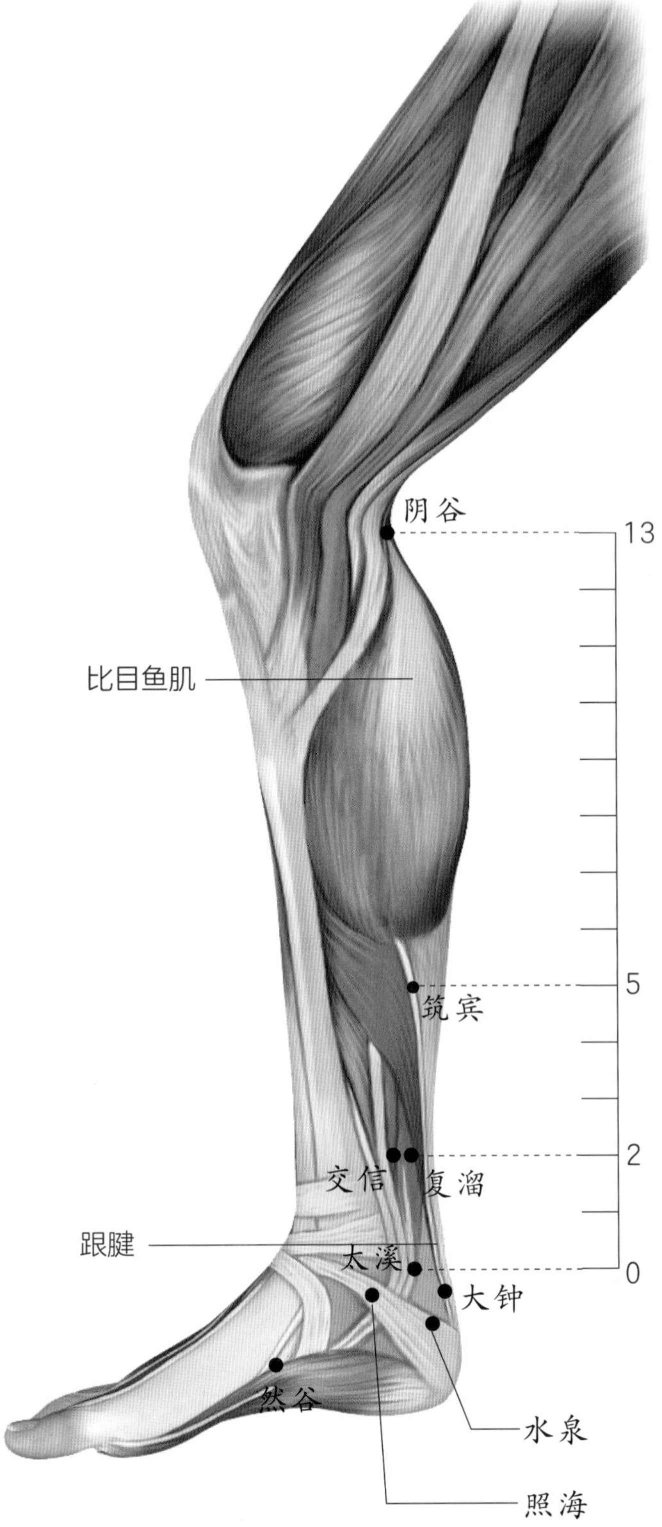

阴谷

13

比目鱼肌

筑宾

5

筑宾

5

复溜

2

交信

复溜

复溜

2

交信

交信

太溪

0

跟腱

太溪

0

足舟骨

大钟

大钟

然谷

水泉

然谷

水泉

照海

跟骨

照海

阴谷

定位： 在膝后区，腘横纹上，半腱肌肌腱外侧缘。

轻松找穴： 在腘窝横纹内侧端可触及两条筋，两筋之间可触及一凹陷处。

主治： 癫狂、阳痿、小便不利、月经不调、崩漏、膝及大腿内侧痛。

筑宾

定位： 在小腿内侧，太溪直上5寸，比目鱼肌与跟腱之间。

轻松找穴： 沿太溪至阴谷连线向上3横指，再4横指，同时从胫骨由后量2横指，二者相交处。

主治： 癫狂、疝气、呕吐涎沫、吐舌、小腿内侧痛。

交信

定位： 在小腿内侧，内踝尖上2寸，胫骨内侧缘后际凹陷中。

轻松找穴： 由太溪向上3横指，再向前轻推至胫骨后缘有一凹陷处。

主治： 月经不调，崩漏，子宫、阴道脱垂，外阴瘙痒，疝气，淋证，腹泻，便秘，痢疾。

复溜

定位： 在小腿内侧，内踝尖直上2寸，跟腱的前缘。

轻松找穴： 由太溪直上3横指跟腱前缘处。

主治： 水肿、汗证、腹胀、腹泻、腰背强痛、下肢痿痹。

照海

定位： 在踝区，内踝尖下1寸，内踝下缘边际凹陷中。

轻松找穴： 由内踝尖垂直向下推至其下缘凹陷处。

主治： 失眠，癫痫，咽喉干痛，目赤肿痛，月经不调，带下，子宫、阴道脱垂，小便频数，癃闭。

水泉

定位： 在跟区，太溪直下1寸，跟骨结节内侧凹陷中。

轻松找穴： 由太溪直下1横指（拇指）处。

主治： 月经不调，痛经，经闭，子宫、阴道脱垂，小便不利。

大钟

定位： 在跟区，内踝后下方，跟骨上缘，跟腱附着部前缘凹陷中。

轻松找穴： 沿太溪与水泉连线中点向后推至跟腱前缘的凹陷处。

主治： 癃闭、遗尿、便秘、月经不调、气喘、腰脊强痛、足跟痛。

太溪

定位： 在踝区，内踝尖与跟腱之间的凹陷中。

轻松找穴： 足内踝尖向后推至与跟腱之间凹陷处。

主治： 头痛、目眩、失眠、健忘、遗精、咽喉肿痛、齿痛、耳鸣、耳聋、咳嗽、气喘、咯血、胸痛、1型糖尿病、小便频数、便秘、月经不调、腰脊痛、下肢厥冷。

然谷

定位： 在足内侧，足舟骨粗隆下方，赤白肉际处。

轻松找穴： 舟骨粗隆前下方可触及一凹陷处。

主治： 月经不调，子宫、阴道脱垂，外阴瘙痒，白浊，遗精，阳痿，小便不利，咯血，咽喉肿痛，1型糖尿病，腹泻。

涌泉

定位： 在足底，屈足卷趾时足心最凹陷中。

轻松找穴： 卷足。足底前1/3处可见有一凹陷处。

主治： 昏厥、中暑、小儿惊风、癫狂、头痛、头晕、目眩、失眠、咯血、咽喉肿痛、大便难、小便不利。

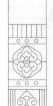

腧穴定位

■ 手厥阴心包经腧穴

腋前纹头
9
7
天泉
天池
第 4 肋间隙
0
曲泽
7
郄门
9
10
间使
内关
12
大陵
劳宫

肱二头肌短头
9
肱二头肌长头
7
天泉
天池
肱二头肌
0
曲泽
掌长肌
桡侧腕屈肌
7
郄门
9
10
间使
内关
12
大陵
劳宫

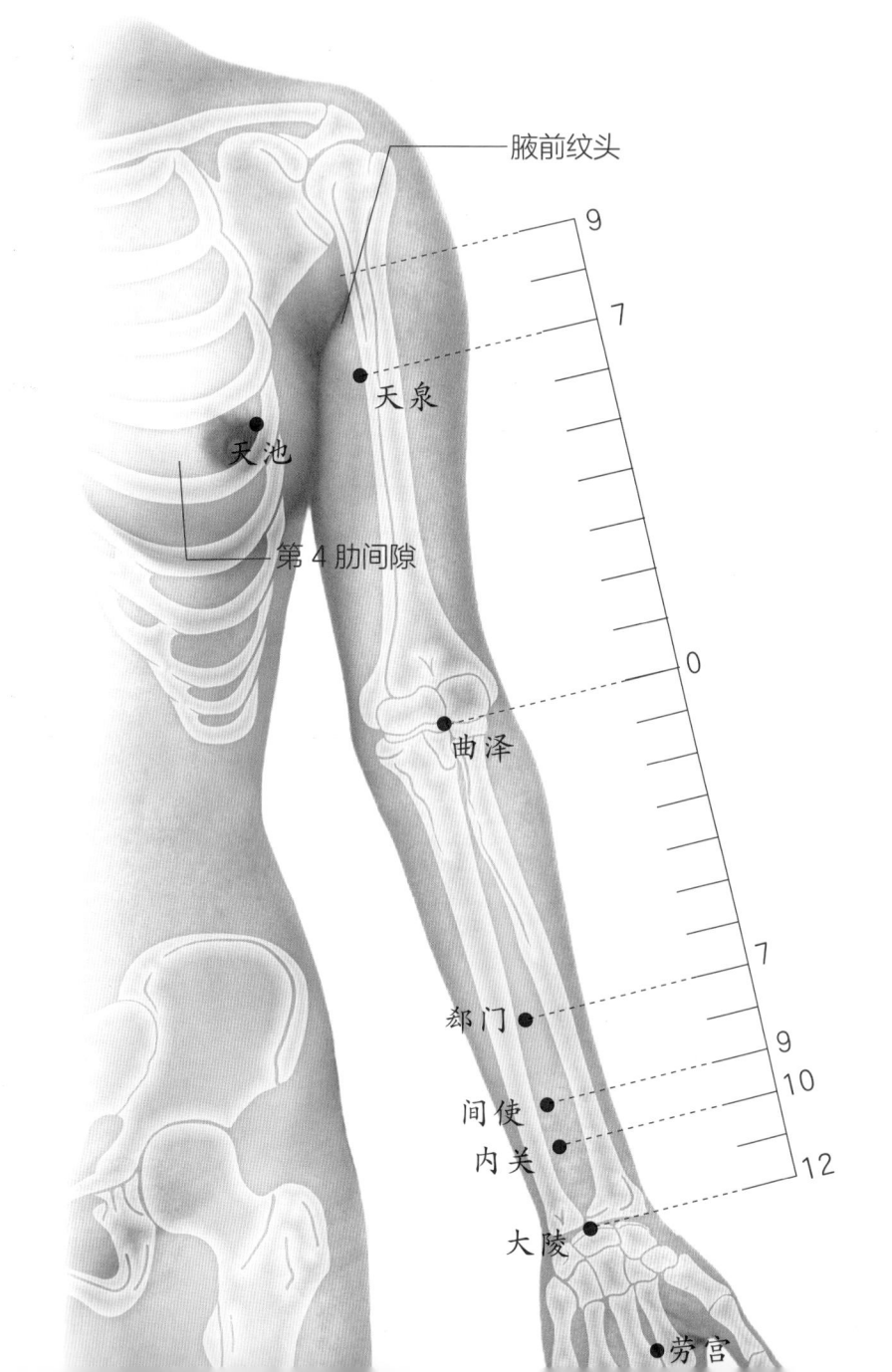

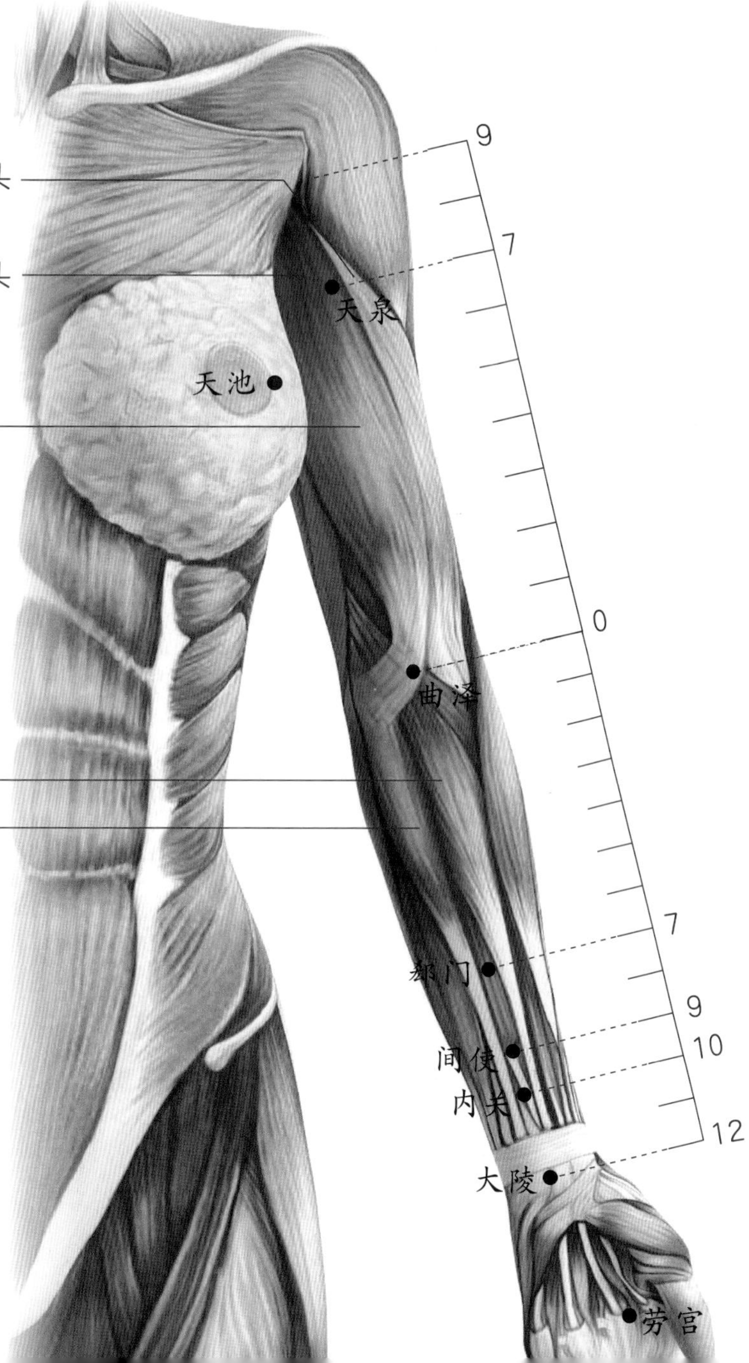

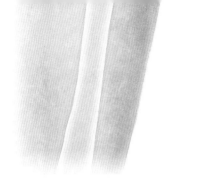
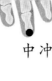
中冲

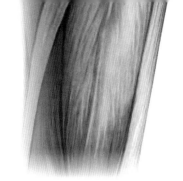

天池

定位： 在胸部，第 4 肋间隙，前正中线旁开 5 寸。

轻松找穴： 自乳头沿水平线向外侧旁开 1 横指处。

主治： 咳嗽、痰多、胸闷、气喘、胸痛、乳房肿痛。

天泉

定位： 在臂前区，腋前纹头下 2 寸，肱二头肌的长、短头之间。

轻松找穴： 腋前纹头直下 3 横指，在肱二头肌肌腹间隙中。

主治： 心痛、咳嗽、胸胁胀满、胸背及上臂内侧痛。

曲泽

定位： 在肘前区，肘横纹上，肱二头肌腱的尺侧缘凹陷中。

轻松找穴： 在肘弯里可摸到一条大筋，在其内侧（尺侧）肘弯横纹上可触及一凹陷处。

主治： 心痛、心悸、胃痛、呕血、呕吐、热病、肘臂挛痛。

郄门

定位： 在前臂前区，腕掌侧远端横纹上 5 寸，掌长肌腱与桡侧腕屈肌腱之间。

轻松找穴： 内关向上 4 横指处。

主治： 急性心痛、心悸、心烦、胸痛、咯血、呕血、黏膜出血、疔疮、癫痫。

间使

定位： 在前臂前区，腕掌侧远端横纹上 3 寸，掌长肌腱与桡侧腕屈肌腱之间。

轻松找穴： 腕横纹向上 4 横指，在掌长肌腱和桡侧腕屈肌腱之间的凹陷中。

主治： 心痛、心悸、胃痛、呕吐、热病、寒战发热、癫狂。

内关

定位： 在前臂前区，腕掌侧远端横纹上 2 寸，掌长肌腱与桡侧腕屈肌腱之间。

轻松找穴： 从腕横纹向上 3 横指，在掌长肌腱与桡侧腕屈肌腱之间的凹陷中。

主治： 心痛、胸闷、心动过速或过缓、胃痛、呕吐、呃逆、中风、失眠、郁证、癫狂、晕车、晕船、耳源性眩晕、肘臂挛痛。

大陵

定位： 在腕前区，腕掌侧远端横纹中，掌长肌腱与桡侧腕屈肌腱之间。

轻松找穴： 在掌后第 1 横纹上可触及两筋，在两筋之间的凹陷中。

主治： 心痛、心悸、胸胁满痛、胃痛、呕吐、口臭、失眠、癫狂、手臂挛痛。

劳宫

定位： 在掌区，横平第 3 掌指关节近端，第 2、3 掌骨之间偏于第 3 掌骨。

轻松找穴： 握拳屈指。中指尖所指掌心处。

主治： 中风昏迷、中暑、心痛、烦闷、癫狂、口疮、口臭、鹅掌风。

中冲

定位： 在手指，中指末端最高点。

轻松找穴： 在手中指尖端的中央取穴。

主治： 中风昏迷、舌强不语、中暑、昏厥、小儿惊风。

腧穴定位

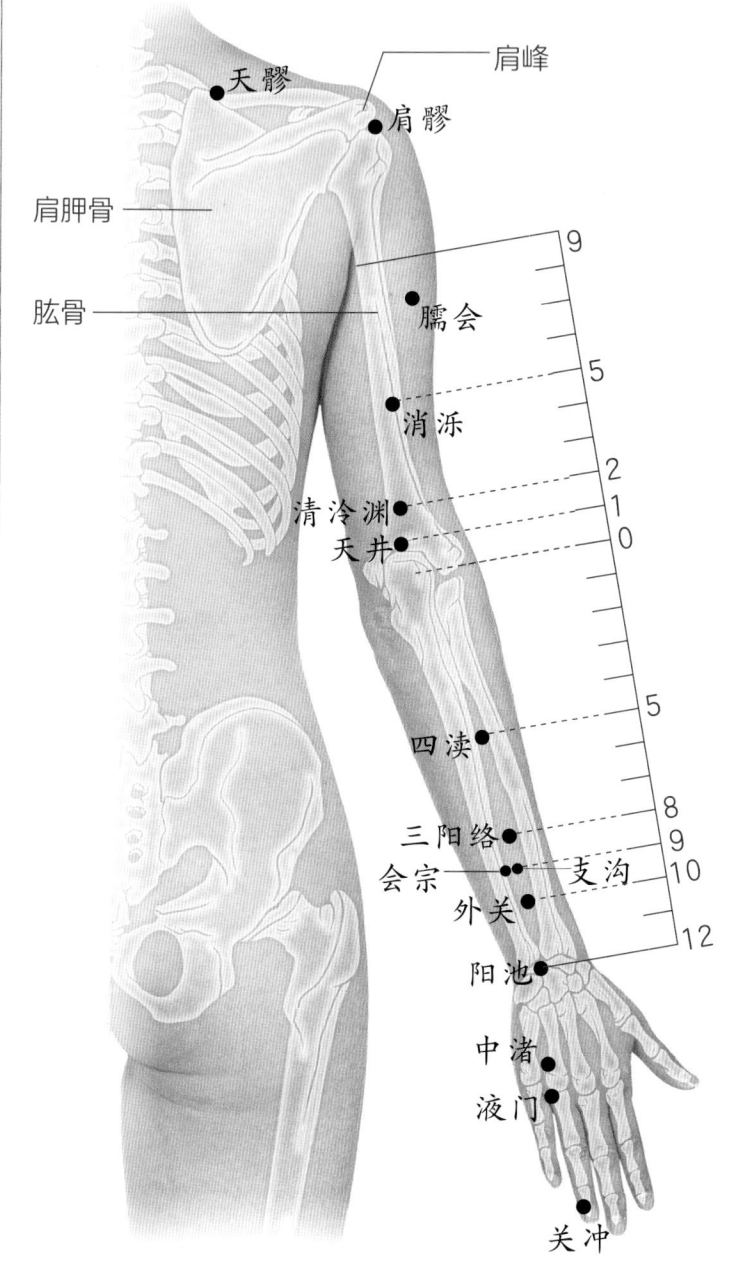

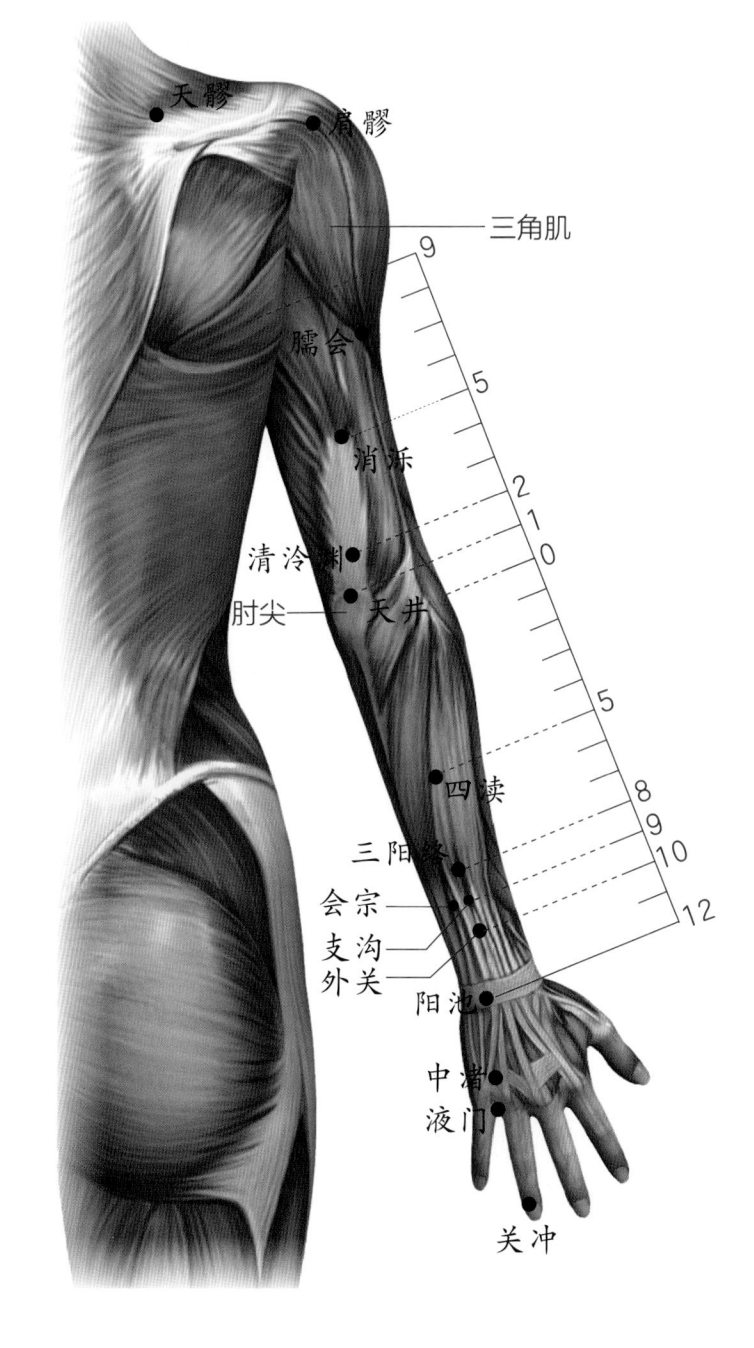

关冲

定位: 在手指,第4指末节尺侧,指甲根角侧上方0.1寸(指寸)。

轻松找穴: 沿手环指指甲底部与环指小指侧缘引线的交点处。

主治: 头痛、目赤、耳鸣、耳聋、扁桃体炎、舌强、热病、中暑。

液门

定位: 在手背,第4、5指间,指蹼缘上方赤白肉际凹陷中。

轻松找穴: 在手背部第4、5指指缝间掌指关节前可触及一凹陷处。

主治: 头痛、目赤、耳鸣、耳聋、扁桃体炎、寒战发热、手臂痛。

中渚

定位: 在手背,第4、5掌骨间,第4掌指关节近端凹陷中。

轻松找穴: 在手背部第4、5指指缝间掌指关节后可触及一凹陷处。

主治: 头痛、目赤、耳鸣、耳聋、扁桃体炎、热病、肘臂酸痛、手指屈伸不利。

阳池

定位：在腕后区，腕背侧远端横纹上，指伸肌腱的尺侧缘凹陷中。

轻松找穴：腕关节背面，由第4掌骨向上推至腕关节横纹可触及一凹陷处。

主治：目赤肿痛、耳聋、扁桃体炎、1型糖尿病、口干、腕痛、肩周炎、臂痛。

外关

定位：在前臂后区，腕背侧远端横纹上2寸，尺骨与桡骨间隙中点。

轻松找穴：从掌腕背横纹中点直上3横指在前臂两骨头之间的凹陷处。

主治：热病、头痛、目赤肿痛、耳鸣、耳聋、颈淋巴结结核、胁肋痛、上肢痿痹不遂。

支沟

定位：在前臂后区，腕背侧远端横纹上3寸，尺骨与桡骨间隙中点。

轻松找穴：从掌腕背横纹中点直上4横指在前臂两骨头之间的凹陷处。

主治：便秘、耳鸣、耳聋、急性咽喉炎、颈淋巴结结核、胁肋痛、热病。

会宗

定位：在前臂后区，腕背侧远端横纹上3寸，尺骨的桡侧缘。

轻松找穴：从腕背横纹向上4横指在尺骨的桡侧缘处。

主治：耳聋、痫证、上肢痹痛。

三阳络

定位：在前臂后区，腕背侧远端横纹上4寸，尺骨与桡骨间隙中点。

轻松找穴：从支沟直上1横指，在前臂两骨头之间可触及一凹陷处。

主治：耳聋、急性咽喉炎、齿痛、手臂痛。

四渎

定位：在前臂后区，肘尖下5寸，尺骨与桡骨间隙中点。

轻松找穴：外关上5寸，尺骨与桡骨之间。

主治：耳聋、急性咽喉炎、齿痛、咽喉肿痛、手臂痛。

天井

定位：在肘后区，肘尖上1寸凹陷中。

轻松找穴：坐位，以手叉腰，在臂外侧，于肘尖（尺骨鹰嘴）后上方之凹陷，按压有酸胀感处。

主治：耳聋、癫狂、颈淋巴结结核、甲状腺肿大、偏头痛、胁肋痛、肩周炎、臂痛、颈项痛。

清泠渊

定位：在臂后区，肘尖与肩峰角连线上，肘尖上2寸。

轻松找穴：坐位，以手叉腰，肘尖与肩峰角连线上，肘尖向上约2横指，按压有酸胀感处。

主治：头痛、目痛、胁痛、肩周炎、臂痛。

消泺

定位：在臂后区，肘尖与肩峰角连线上，肘尖上5寸。

轻松找穴：侧坐，在臂外侧，前臂旋前，与清泠渊连线的中点，按压有酸胀感处。

主治：头痛、齿痛、项背痛。

臑会

定位：在臂后区，肩峰角下3寸，三角肌的后下缘。

轻松找穴：三角肌后下缘与肱骨的交点处。

主治：颈淋巴结结核、甲状腺肿大、上肢痹痛。

肩髎

定位：在三角肌区，肩峰角与肱骨大结节两骨间凹陷中。

轻松找穴：三角肌鼓起，在其后下缘肩峰直下凹陷处。

主治：肩臂挛痛。

天髎

定位：在肩胛区，肩胛骨上角骨际凹陷中。

轻松找穴：肩胛骨在其内上角，按压有酸痛感处。

主治：肩周炎、臂痛、颈项强急。

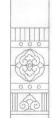

腧穴定位

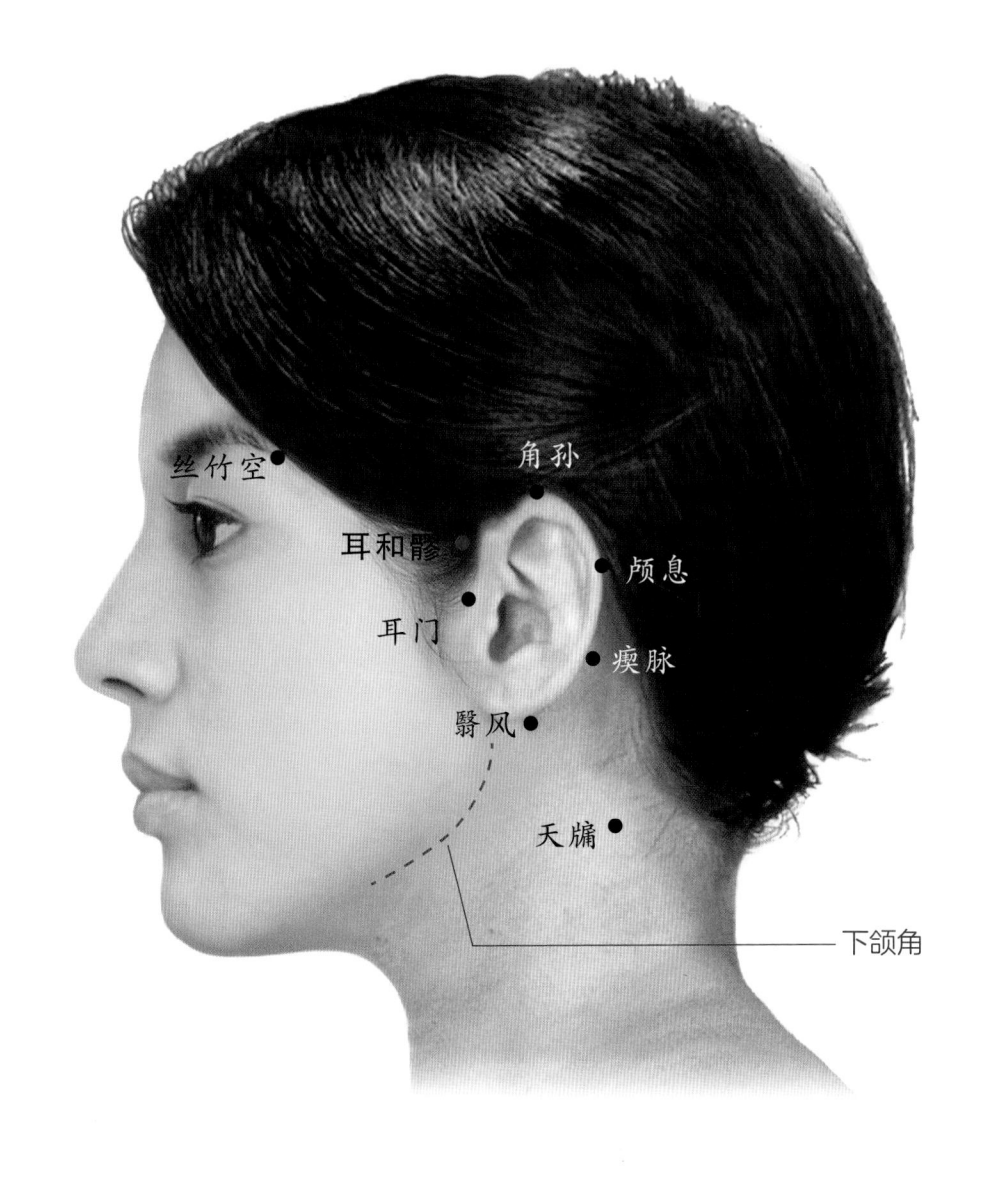

丝竹空

角孙

耳和髎

颅息

耳门

瘈脉

翳风

天牖

下颌角

天牖

定位: 在颈部,横平下颌角,胸锁乳突肌的后缘凹陷中。

轻松找穴: 侧坐或俯卧,在耳后乳突后下方,横平下颌角,胸锁乳突肌的后缘凹陷中,按压有酸胀感处。

主治: 头痛、头眩、项强、目不明、暴聋、鼻出血、扁桃体炎、颈淋巴结结核、肩周炎、背痛。

翳风

定位: 在颈部,耳垂后方,乳突下端前方凹陷中。

轻松找穴: 将耳垂向后按,正对耳垂的边缘,按压有凹陷处。

主治: 耳鸣、耳聋、口眼歪斜、面风、牙关紧闭、颊肿、颈淋巴结结核。

瘈脉

定位: 在头部,乳突中央,角孙与翳风沿耳轮弧形连线的上 2/3 与下 1/3 的交点处。

轻松找穴: 耳后发际与外耳道口平齐处。

主治: 头痛、耳鸣、耳聋、小儿惊风。

颅息

定位: 在头部,角孙与翳风沿耳轮弧形连线的上 1/3 与下 2/3 的交点处。

轻松找穴: 耳后有一凸起高骨(耳后乳突),在其前上缘,按压有酸痛感处。

主治: 头痛、耳鸣、耳聋、小儿惊风。

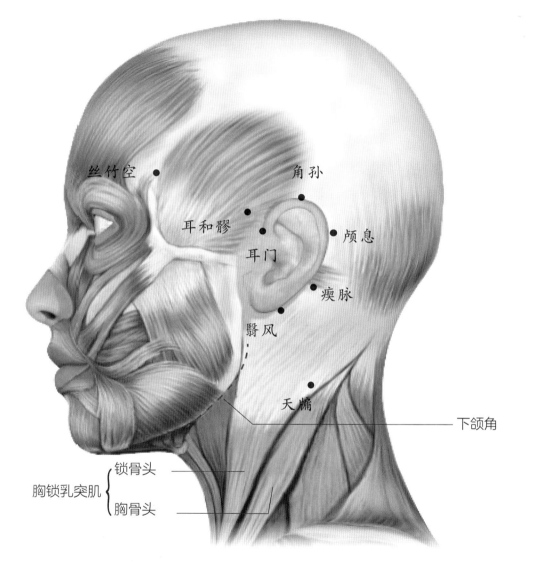

丝竹空
角孙
耳和髎
颅息
耳门
瘈脉
翳风
天牖
下颌角
锁骨头
胸锁乳突肌
胸骨头

角孙

定位： 在头部，耳尖正对发际处。

轻松找穴： 将耳翼向前方折曲，当耳翼尖所指之发际，张口时有一凹陷处。

主治： 头痛、项强、目赤肿痛、白内障、齿痛、颊肿。

耳门

定位： 在耳区，耳屏上切迹与下颌骨髁突之间的凹陷中。

轻松找穴： 手指置于耳屏上方、下颌骨髁突后缘，轻按压有一浅凹处。

主治： 耳鸣、耳聋、中耳炎、齿痛、颈颌痛。

耳和髎

定位： 在头部，鬓发后缘，耳郭根的前方，颞浅动脉的后缘。

轻松找穴： 侧坐，在头侧部，鬓发后缘，平耳郭根的前方，颞浅动脉的后缘，按压有酸胀感处。

主治： 头痛、耳鸣、牙关紧闭、口歪。

丝竹空

定位： 在面部，眉梢凹陷中。

轻松找穴： 眉梢处可触及一凹陷处。

主治： 癫狂、头痛、目眩、目赤肿痛、眼睑瞤动、齿痛。

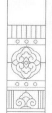

■ 足少阳胆经腧穴

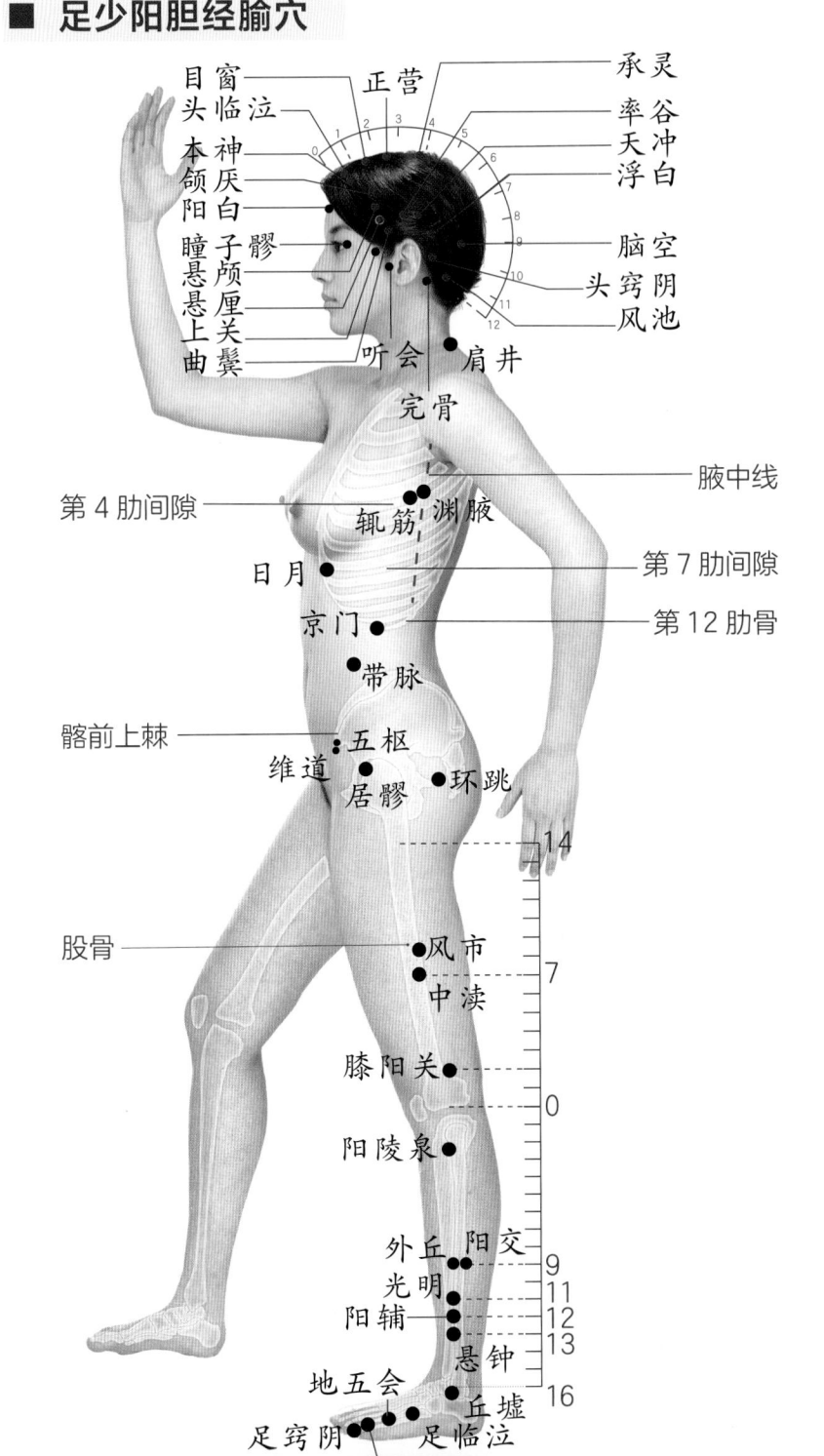

正营　承灵
目窗临泣　率谷
头临泣　天冲　浮白
本神　脑空
颔厌白　子髎　阴池
瞳子髎　厘关　头窍阴
悬悬上　风池
听会　肩井
完骨
腋中线
第4肋间隙　辄筋　渊腋
日月　第7肋间隙
京门　第12肋骨
带脉
髂前上棘　五枢
维道　居髎　环跳
股骨　风市
中渎
膝阳关
阳陵泉
外丘　阳交
光明
阳辅
悬钟
地五会　丘墟
足窍阴　足临泣

肩井

定位： 在肩胛区，第7颈椎棘突与肩峰最外侧点连线的中点。

轻松找穴： 大椎与肩峰最高点连线的中点，在两筋之间，按压有明显酸胀感处。

主治： 颈项强痛、肩周炎、背疼痛、上肢不遂、难产、乳房肿痛、乳汁不下、乳房肿块、颈淋巴结结核（炎）。

渊腋

定位： 在胸外侧区，第4肋间隙中，在腋中线上。

轻松找穴： 沿腋中线直下4横指，按压有酸胀感处。

主治： 胸满、胁痛、上肢痹痛、腋下肿痛。

辄筋

定位： 在胸外侧区，第4肋间隙中，腋中线前1寸。

轻松找穴： 从渊腋向前下1横指，与乳头相平处。

主治： 胸满、气喘、呕吐、吞酸、胁痛、腋下肿、肩周炎、背痛。

日月

定位： 在胸部，第7肋间隙中，前正中线旁开4寸。

轻松找穴： 自乳头垂直向下3个肋间隙（第7肋间隙），按压有酸胀感处。

主治： 黄疸、胁肋疼痛、呕吐、吞酸、呃逆。

京门

定位： 在上腹部，第12肋骨游离端的下际。

轻松找穴： 坐位或侧卧，先取章门，在其后1.8寸，按压有酸胀感处。

主治： 小便不利、水肿、腹胀、肠鸣、腹泻、腰痛、胁痛。

带脉

定位： 在侧腹部，第11肋骨游离端垂线与脐水平线的交点上。

轻松找穴： 取一线通过脐中沿水平线绕腰腹一周，与腋中线相交处。

主治： 月经不调、闭经、赤白带下、疝气、腰痛、胁痛。

五枢

定位： 在下腹部，横平脐下3寸，髂前上棘内侧。

轻松找穴： 脐向下4横指，过此处作一水平线，髂前上棘的前方和此线相交处。

主治： 子宫、阴道脱垂，赤白带下，月经不调，少腹痛，腰胯痛。

维道

定位： 在下腹部，髂前上棘内下0.5寸。

轻松找穴： 站位，在侧腹部，五枢前下方0.5寸处。

主治： 子宫、阴道脱垂，赤白带下，月经不调，少腹痛，腰胯痛。

瞳子髎

定位：在面部，目外眦外侧 0.5 寸凹陷中。

轻松找穴：目外眦旁，外眼角纹头尽处。

主治：头痛、目赤肿痛、羞明流泪、白内障。

听会

定位：在面部，耳屏间切迹与下颌骨髁突之间的凹陷中。

轻松找穴：手指置于耳屏下方、下颌骨髁突后缘按压有一浅凹处。

主治：耳鸣、耳聋、中耳炎、齿痛、口眼歪斜。

上关

定位：在面部，颧弓上缘中央凹陷中。

轻松找穴：在耳屏前 2 横指，耳前颧骨弓上侧可触及一凹陷处。

主治：耳鸣、耳聋、中耳炎、齿痛、面痛、口眼歪斜、口噤。

颔厌

定位：在头部，从头维至曲鬓的弧形连线（其弧度与鬓发弧度相应）的上 1/4 与下 3/4 交点处。

轻松找穴：侧坐或侧卧，头维与悬颅连线的中点处。

主治：偏头痛、眩晕、惊痫、耳鸣、目外眦痛、齿痛。

悬颅

定位：在头部，从头维至曲鬓的弧形连线（其弧度与鬓发弧度相应）的中点处。

轻松找穴：侧坐或侧卧，先取头维与曲鬓，在头维至曲鬓的弧形连线中点，按压有酸胀感处。

主治：偏头痛、目赤肿痛、齿痛。

悬厘

定位：在头部，从头维至曲鬓的弧形连线（其弧度与鬓发弧度相应）的上 3/4 与下 1/4 交点处。

轻松找穴：侧坐或侧卧，先取悬颅与曲鬓，在悬颅至曲鬓的弧形连线中点处。

主治：偏头痛、目赤肿痛、耳鸣。

曲鬓

定位：在头部，耳前鬓角发际后缘与耳尖水平线的交点处。

轻松找穴：从角孙向前 1 横指（拇指），在鬓发边上。

主治：头痛连齿、颊颔肿、口噤。

率谷

定位：在头部，耳尖直上入发际 1.5 寸。

轻松找穴：从角孙直上入发际约 2 横指处。

主治：头痛、眩晕、小儿惊风。

天冲

定位：在头部，耳根后缘直上，入发际 2 寸。

轻松找穴：从耳根后缘直上入发际 3 横指处。

主治：头痛、癫痫、牙龈肿痛。

浮白

定位：在头部，耳后乳突的后上方，从天冲至完骨的弧形连线（其弧度与耳郭弧度相应）的上 1/3 与下 2/3 交点处。

轻松找穴：从耳根上缘向后入发际 1 横指（拇指）。

主治：头痛、耳鸣、耳聋、齿痛、甲状腺肿大。

头窍阴

定位：在头部，耳后乳突的后上方，从天冲至完骨的弧形连线（其弧度与耳郭弧度相应）的上 2/3 与下 1/3 交点处。

轻松找穴：从浮白向后下 1 横指（拇指），按压有凹陷处。

主治：头痛、眩晕、颈项强痛、耳鸣、耳聋。

完骨

定位：在头部，耳后乳突的后下方凹陷中。

轻松找穴：在耳后高骨（乳突）后下方可触及一凹陷处。

主治：癫痫、头痛、颈项强痛、扁桃体炎、颊肿、齿痛、口歪。

本神

定位：在头部，前发际上 0.5 寸，头正中线旁开 3 寸。

轻松找穴：从外眼角直上入发际半横指，按压有酸痛感处。

主治：癫痫、小儿惊风、中风、头痛、目眩。

阳白

定位：在头部，眉上 1 寸，瞳孔直上。

轻松找穴：自眉中（正对瞳孔）直上 1 横指（拇指）处。

主治：前头痛、目痛、视物模糊、眼睑瞤动。

头临泣

定位：在头部，前发际上 0.5 寸，瞳孔直上。

轻松找穴：自眉中（正对瞳孔）直上入前发际半横指（拇指）处。

主治：头痛、目痛、目眩、流泪、目翳、鼻塞、鼻窦炎、小儿惊风。

腧穴定位

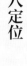
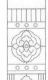

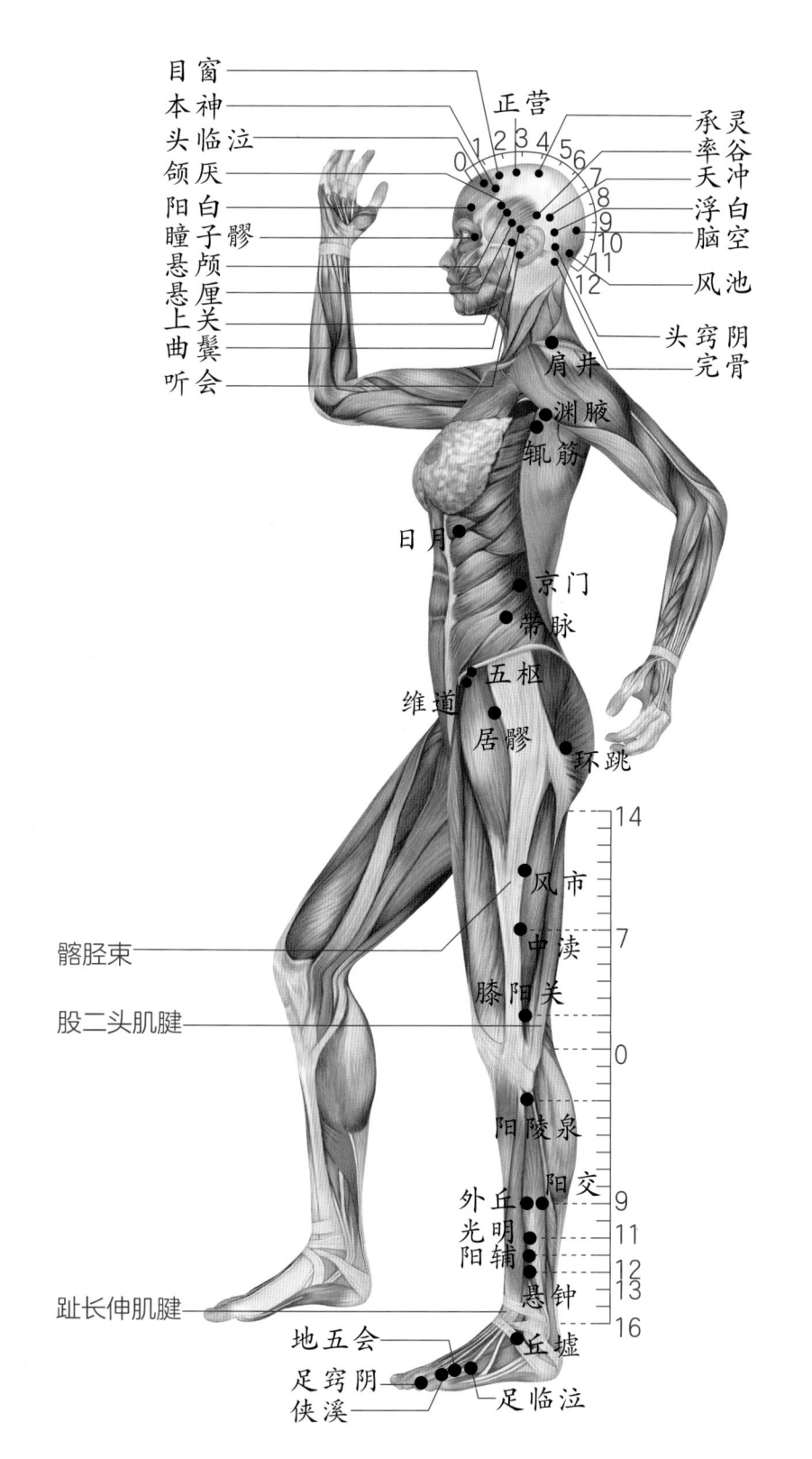

国家标准经络穴位大图册

目窗

定位： 在头部，前发际上 1.5 寸，瞳孔直上。

轻松找穴： 自眉中（正对瞳孔）直上入发际 2 横指，按压有酸胀感处。

主治： 头痛、目痛、目眩、远视、近视、小儿惊风。

正营

定位： 在头部，前发际上 2.5 寸，瞳孔直上。

轻松找穴： 在目窗后 1 寸，入发际 2.5 寸处。

主治： 头痛、头晕、目眩。

承灵

定位： 在头部，前发际上 4 寸，瞳孔直上。

轻松找穴： 在正营后 1.5 寸，入发际 4 寸处。

主治： 头痛、眩晕、目痛、鼻窦炎、鼻出血、多涕。

脑空

定位： 在头部，横平枕外隆凸的上缘，风池直上。

轻松找穴： 从头正中线沿枕外隆凸上缘向外 3 横指，稍外方可触及一凹陷处。

主治： 热病、头痛、颈项强痛、目眩、目赤肿痛、鼻痛、耳聋、惊悸、癫狂。

风池

定位： 在颈后区，枕骨之下，胸锁乳突肌上端与斜方肌上端之间的凹陷中。

轻松找穴： 在后头骨下两条大筋外缘陷窝中，大致与耳垂齐平处。

主治： 中风、癫狂、头痛、眩晕、耳鸣、耳聋、感冒、鼻塞、鼻出血、目赤肿痛、口眼歪斜、颈项强痛。

居髎

定位： 在臀区，髂前上棘与股骨大转子最凸点连线的中点处。

轻松找穴： 拇指按于髂前上棘，中指按于股骨大转子，食指置于两指之间，食指所指的凹陷处。

主治： 腰腿痹痛、瘫痪、疝气、少腹痛。

环跳

定位： 在臀区，股骨大转子最凸点与骶管裂孔连线的外 1/3 与内 2/3 交点处。

轻松找穴： 下腿伸直，上腿弯曲，以拇指指关节横纹按在股骨大转子头上，拇指指向脊柱，当拇指尖所指的凹陷处。

主治： 腰胯疼痛、下肢痿痹、半身不遂、风疹。

风市

定位： 在股部，直立垂手，掌心贴于大腿时，中指尖所指凹陷中，髂胫束后缘。

轻松找穴： 两手自然下垂，中指尖到达处。

主治： 下肢痿痹、麻木，半身不遂，遍身瘙痒。

中渎

定位： 在股部，腘横纹上 7 寸，髂胫束后缘。

轻松找穴： 从风市直下 3 横指处，两筋之间按压有酸胀感处。

主治： 下肢痿痹、麻木，半身不遂。

膝阳关

定位： 在膝部，股骨外上髁后上缘，股二头肌腱与髂胫束之间的凹陷中。

轻松找穴： 股骨外上髁上方可触及一凹陷，按压有酸痛感处。

主治： 膝腘肿痛、挛急，小腿麻木，膝关节疾患。

阳陵泉

定位： 在小腿外侧，腓骨头前下方凹陷中。

轻松找穴： 膝关节外下方，腓骨小头前下方可触及一凹陷处。

主治： 黄疸、胁痛、口苦、呕吐、吞酸、膝肿痛、下肢痿痹、膝关节疾患、小儿惊风。

阳交

定位： 在小腿外侧，外踝尖上 7 寸，腓骨后缘。

轻松找穴： 外踝尖与腘横纹连线中点向下 1 横指（拇指），在腓骨后缘，按压有酸胀感处。

主治： 惊狂、癫痫、胸胁满痛、下肢痿痹。

外丘

定位： 在小腿外侧，外踝尖上 7 寸，腓骨前缘。

轻松找穴： 外踝尖与腘横纹连线1横指，在腓骨前缘，按压有酸胀感处。

主治： 癫狂、胸胁胀满、下肢痿痹。

光明

定位： 在小腿外侧，外踝尖上 5 寸，腓骨前缘。

轻松找穴： 外踝尖与腘横纹连线分成 4 等分，由下 1/4 向上 1 横指，当腓骨前缘处。

主治： 目痛、夜盲、乳房胀痛、下肢痿痹。

阳辅

定位： 在小腿外侧，外踝尖上 4 寸，腓骨前缘。

轻松找穴： 外踝尖与腘横纹连线的下 1/4 与上 3/4 交点，腓骨前缘稍前方处。

主治： 偏头痛、目外眦痛、咽喉肿痛、腋下肿痛、胸胁满痛、下肢痿痹。

悬钟

定位： 在小腿外侧，外踝尖上 3 寸，腓骨前缘。

轻松找穴： 外踝尖直上 4 横指，腓骨前缘处。

主治： 痴呆、中风、颈项强痛、胸胁满痛、下肢痿痹。

丘墟

定位： 在踝区，外踝的前下方，趾长伸肌腱的外侧凹陷中。

轻松找穴： 足外踝前缘垂线与下缘水平线的交点，按压有凹陷处。

主治： 目赤肿痛、白内障、颈项痛、腋下肿痛、胸胁痛、外踝肿痛、足内翻、足下垂。

足临泣

定位： 在足背，第 4、5 跖骨底结合部的前方，第 5 趾长伸肌腱外侧凹陷中。

轻松找穴： 小趾向上翘起，在第 4、5 跖骨之间可见一凸起肌腱，在该肌腱的外侧缘凹陷处。

主治： 偏头痛、目赤肿痛、胁肋疼痛、足跟疼痛、月经不调、乳房肿痛。

地五会

定位： 在足背，第 4、5 跖骨间，第 4 跖趾关节近端凹陷中。

轻松找穴： 在第 4、5 跖骨之间可见一凸起肌腱，在该肌腱的内侧缘凹陷处。

主治： 头痛、目赤肿痛、胁痛、足跟肿痛、耳鸣、耳聋、乳房肿痛。

侠溪

定位： 在足背，第 4、5 趾间，趾蹼缘后方赤白肉际处。

轻松找穴： 在足背部第 4、5 两趾之间连接处的缝纹头。

主治： 惊悸、头痛、眩晕、颊肿、耳鸣、耳聋、目赤肿痛、胁肋疼痛、膝股痛、足跟肿痛、乳房肿痛、热病。

足窍阴

定位： 在足趾，第 4 趾末节外侧，趾甲根角侧后方 0.1 寸。

轻松找穴： 在第 4 趾外侧，由第 4 趾趾甲外侧缘与下缘各作一垂线之交点处，距趾甲角 0.1 寸。

主治： 头痛、目赤肿痛、耳鸣、耳聋、咽喉肿痛、胸胁痛、足跟肿痛。

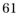

腧穴定位

■ 足厥阴肝经腧穴

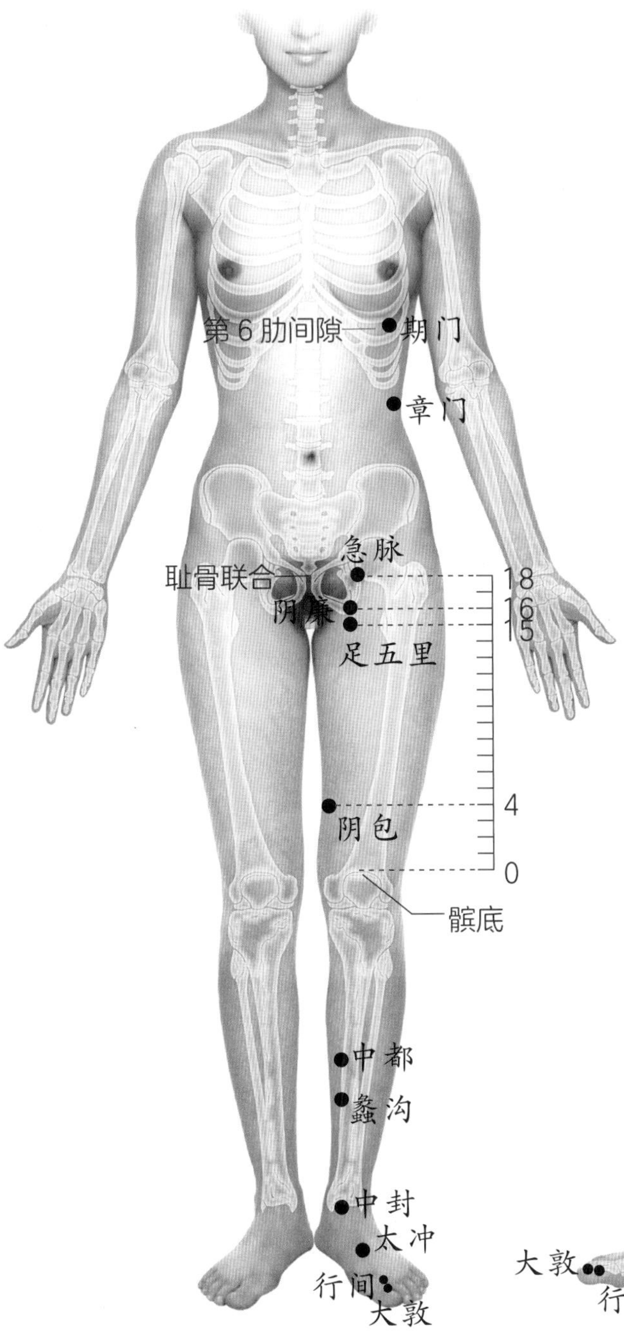

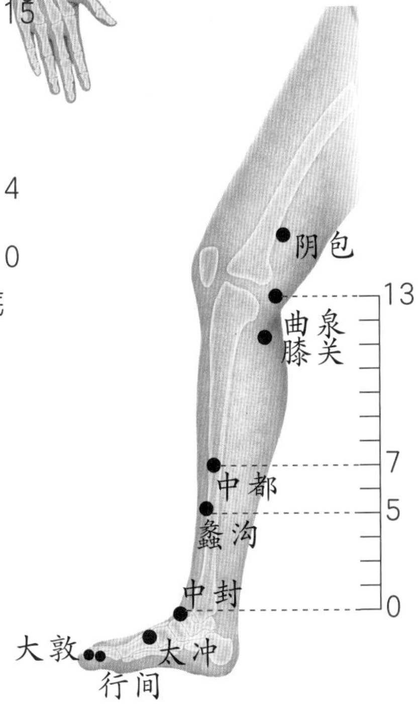

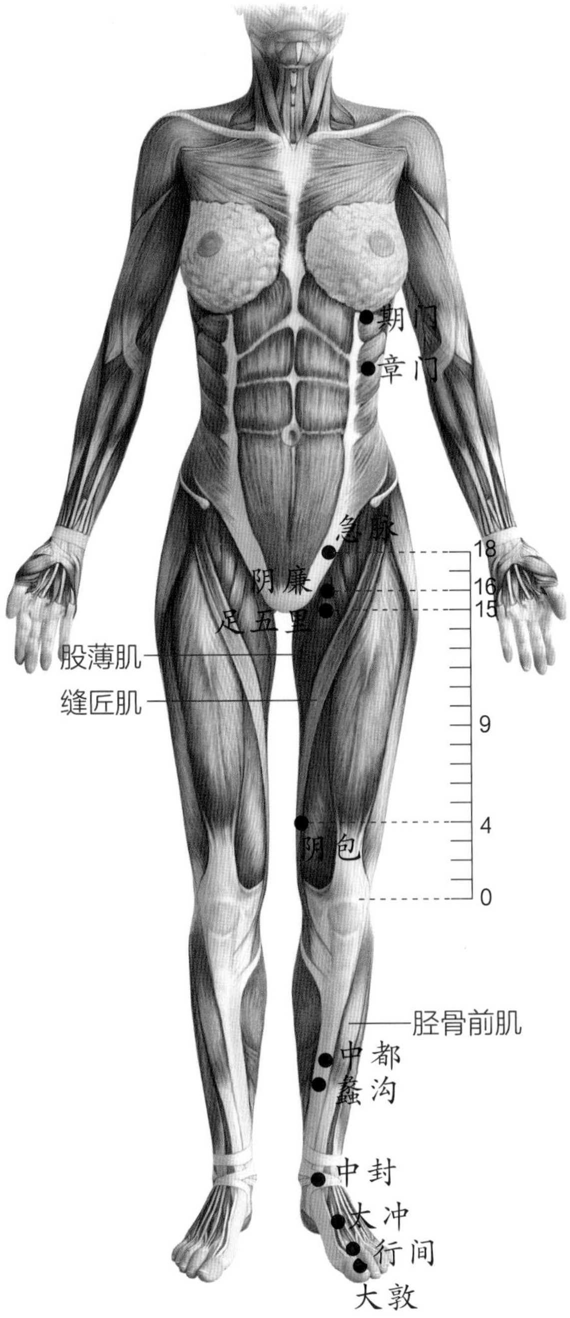

国家标准经络穴位大图册

第 6 肋间隙 ●期门

●章门

急脉
耻骨联合 ●足五里
阴廉
足五里

18
16
15

阴包

4

0

髌底

中都
蠡沟

中封
太冲
行间
大敦

阴包

曲泉
膝关

13

中都
蠡沟

中封

大敦 太冲
行间

期门
章门

急脉
阴廉
足五里

18
16
15

股薄肌
缝匠肌

9

4

0

阴包

胫骨前肌

中都
蠡沟
中封
太冲
行间
大敦

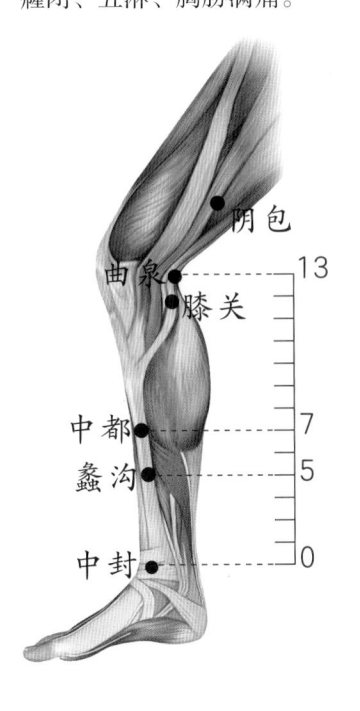

阴包

曲泉
膝关

13

中都
蠡沟

7

5

中封

0

太冲

定位： 在足背，第1、2跖骨间，跖骨底结合部前方凹陷中，或触及动脉搏动处。

轻松找穴： 由第1、2趾间缝纹向足背上推，至第1、2跖骨之间跖骨底结合部前方，可感有一凹陷处。

主治： 中风、癫狂、小儿惊风、头痛、眩晕、耳鸣、目赤肿痛、口歪、咽痛、月经不调、痛经、经闭、崩漏、带下、黄疸、胁痛、腹胀、呕逆、癃闭、遗尿、下肢痿痹、足跟肿痛。

中封

定位： 在踝区，内踝前，胫骨前肌肌腱的内侧缘凹陷中。

轻松找穴： 足拇指上翘。足背内侧上可见一大筋，其内侧位于足内踝前下方可触及一凹陷处。

主治： 疝气、遗精、小便不利、腰痛、少腹痛、内踝肿痛。

蠡沟

定位： 在小腿内侧，内踝尖上5寸，胫骨内侧面的中央。

轻松找穴： 由悬钟直上3横指，在胫骨内侧缘凹陷中。

主治： 月经不调，赤白带下，子宫、阴道脱垂，外阴瘙痒，小便不利，疝气，睾丸肿痛。

中都

定位： 在小腿内侧，内踝尖上7寸，胫骨内侧面的中央。

轻松找穴： 仰卧或坐位，在内踝尖至胫骨内侧髁下缘连线中点上0.5寸，按压有酸胀感处。

主治： 疝气、小腹痛、崩漏、恶露不尽、泄泻。

膝关

定位： 在膝部，胫骨内侧髁的下方，阴陵泉后1寸。

轻松找穴： 由阴陵泉向后方1横指（拇指），可触及一凹陷处。

主治： 膝部肿痛、下肢痿痹。

曲泉

定位： 在膝部，腘横纹内侧端，半腱肌肌腱内缘凹陷中。

轻松找穴： 腘横纹头上方凹陷处。

主治： 月经不调，痛经，带下，子宫、阴道脱垂，外阴瘙痒，产后腹痛，遗精，阳痿，疝气，小便不利，膝部肿痛，下肢痿痹。

阴包

定位： 在股前区，髌底上4寸，股薄肌与缝匠肌之间。

轻松找穴： 坐位，在股前区，百虫窝上1横指处。

主治： 月经不调、小便不利、遗尿、腰骶痛引少腹。

足五里

定位： 在股前区，气冲直下3寸，动脉搏动处。

轻松找穴： 耻骨联合上缘的中点旁开3横指，再直下4横指处。

主治： 少腹痛，小便不通，子宫、阴道脱垂，睾丸肿痛，颈淋巴结结核。

阴廉

定位： 在股前区，气冲直下2寸。

轻松找穴： 耻骨联合上缘的中点旁开3横指，再直下3横指处。

主治： 月经不调、带下、少腹痛。

急脉

定位： 在腹股沟区，横平耻骨联合上缘，前正中线旁开2.5寸。

轻松找穴： 耻骨联合下缘中点旁开2.5寸。

主治： 少腹痛，疝气，子宫、阴道脱垂。

章门

定位： 在侧腹部，在第11肋游离端的下际。

轻松找穴： 正坐，屈肘合腋。肘尖所指处。

主治： 腹痛、腹胀、肠鸣、腹泻、呕吐、胁痛、黄疸、肝脾肿大。

期门

定位： 在胸部，第6肋间隙，前正中线旁开4寸。

轻松找穴： 乳头垂直向下2个肋间隙（第6肋间隙），按压有酸胀感处。

主治： 胸胁胀痛、呕吐、吞酸、腹胀、腹泻、气上冲心、乳房肿痛。

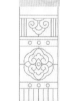

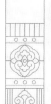

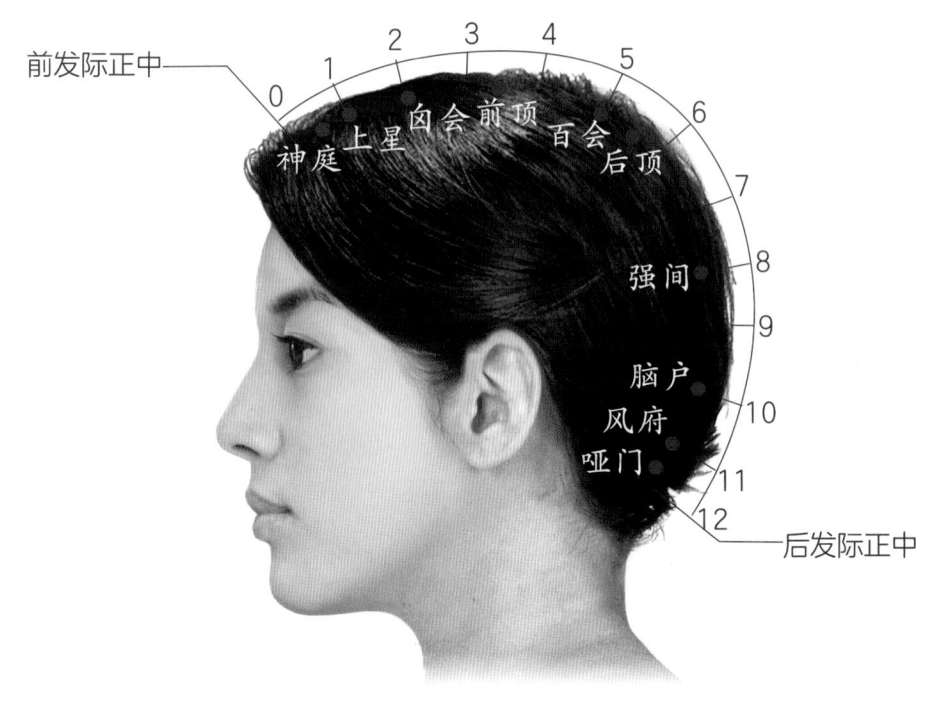

前发际正中
0
1
2
3
4
5
6
7
8
9
10
11
12
神庭 上星 囟会 前顶
百会
后顶
强间
脑户
风府
哑门
后发际正中

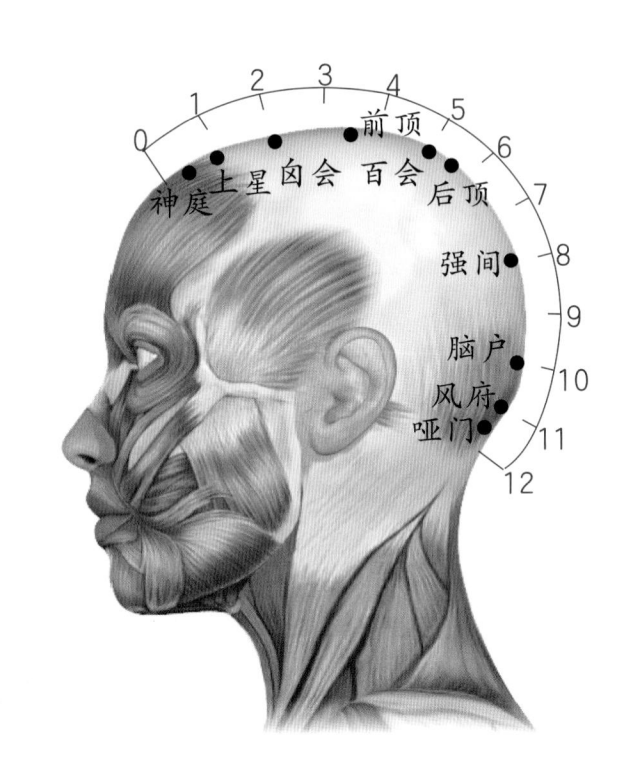

0
1
2
3
4
5
6
7
8
9
10
11
12
前顶
神庭 上星 囟会 百会 后顶
强间
脑户
风府
哑门

国家标准经络穴位大图册

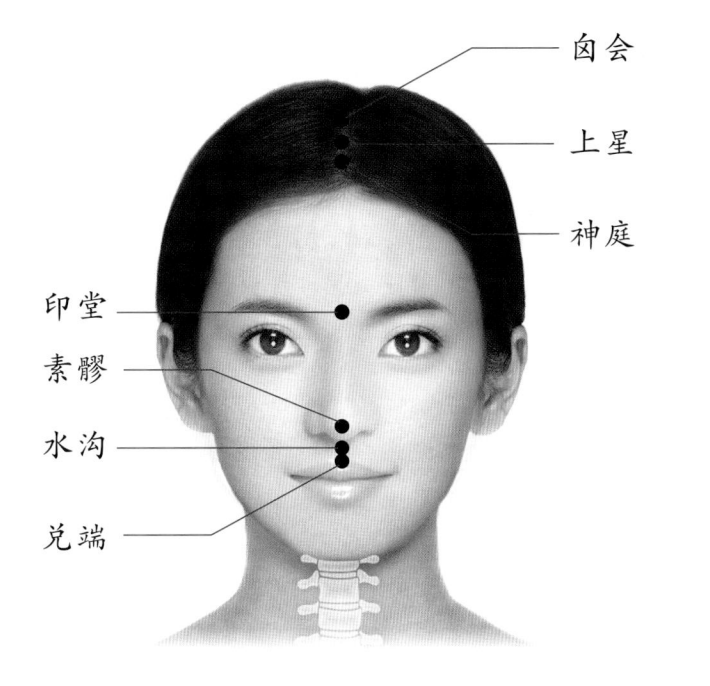

囟会
上星
神庭
印堂
素髎
水沟
兑端

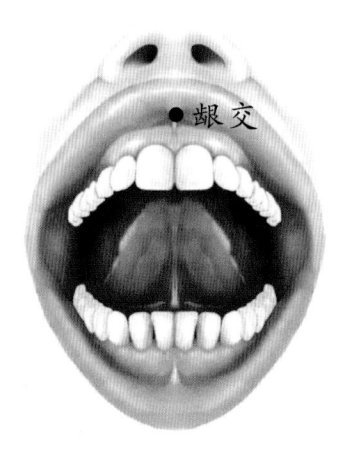

龈交

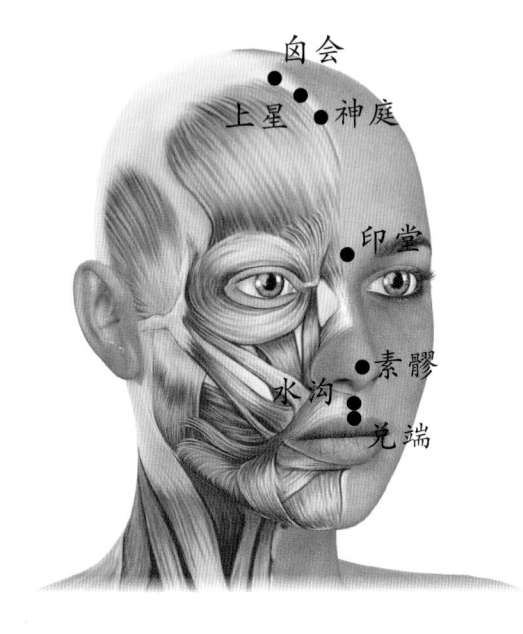

囟会
上星 神庭
印堂
素髎
水沟
兑端

哑门

定位： 在项后区，第 2 颈椎棘突上际凹陷中，后正中线上。

轻松找穴： 从后发际正中直上半横指，按压有酸胀感处。

主治： 急性咽喉炎、舌缓不语、癫狂、癫痫、癔症、头痛、颈项强痛。

风府

定位： 在项后区，枕外隆凸直下，两侧斜方肌之间凹陷中。

轻松找穴： 枕部可摸到一突出的隆起（枕外隆凸），在该隆起下、后发际两条大筋（斜方肌）之间可触及一凹陷。

主治： 中风、癫狂、癫痫、癔症、头痛、眩晕、颈项强痛、咽喉肿痛、失音、目痛、鼻出血。

脑户

定位： 在头部，枕外隆凸的上缘凹陷中。

轻松找穴： 在枕部可摸到一突出的隆起（枕外隆凸），在该隆起的上缘可触及一凹陷。

主治： 头晕、项强、失音、癫狂。

强间

定位： 在头部，后发际正中直上 4 寸。

轻松找穴： 枕部可摸到一突出的隆起（枕外隆凸），在该隆起的上缘可触及一凹陷，从凹陷沿正中线向上 2 横指处。

主治： 头痛、目眩、项强、癫狂。

后顶

定位： 在头部，后发际正中直上 5.5 寸。

轻松找穴： 由百会沿正中线向后 2 横指处。

主治： 头痛、眩晕、癫狂。

百会

定位： 在头部，前发际正中直上 5 寸。

轻松找穴： 取两耳尖连线与头正中线相交处，按压有凹陷处。

主治： 头痛，眩晕，癫狂，癫痫，失眠，健忘，脱肛，子宫、阴道脱垂，久泻，高血压。

前顶

定位： 在头部，前发际正中直上 3.5 寸。

轻松找穴： 自百会向前 2 横指处。

主治： 头痛、眩晕、鼻窦炎、癫狂。

囟会

定位： 在头部，前发际正中直上 2 寸。

轻松找穴： 从前发际正中直上 3 横指处。

主治： 头痛、眩晕、鼻窦炎、癫狂。

上星

定位： 在头部，前发际正中直上 1 寸。

轻松找穴： 从前发际正中直上 1 横指（拇指）处。

主治： 头痛、目痛、鼻窦炎、鼻出血、热病、寒战发热、癫狂。

神庭

定位： 在头部，前发际正中直上 0.5 寸。

轻松找穴： 从前发际正中直上 1 横指（拇指），拇指指甲中点处。

主治： 癫狂、失眠、惊悸、头痛、目眩、目赤、白内障、鼻窦炎、鼻出血、失眠、惊悸。

素髎

定位： 在面部，鼻尖的正中央。

轻松找穴： 在面部鼻尖的正中央（最高点处）。

主治： 昏迷、惊厥、新生儿窒息、休克、呼吸衰竭、鼻窦炎、鼻出血、牙关紧闭、闪挫腰痛，是急救要穴之一。

水沟

定位： 在面部，人中沟的上 1/3 与中 1/3 交点处。

轻松找穴： 面部人中沟上 1/3，用力按压有酸胀感处。

主治： 昏迷、晕厥、中风、中暑、休克、呼吸衰竭、癔症、癫狂、急慢惊风、鼻塞、鼻出血、面肿、口歪、齿痛。

兑端

定位： 在面部，上唇结节的中点。

轻松找穴： 正坐，在面部，上唇结节的中点处。

主治： 昏迷、晕厥、癫狂、癔症、口歪、口噤、口臭、齿痛。

龈交

定位： 在上唇内，上唇系带与上齿龈的交点。

轻松找穴： 正坐仰头，提起上唇，在上唇内，唇系带与上齿龈的连接处。

主治： 口歪、口噤、口臭、齿衄、齿痛、鼻出血、面赤颊肿、癫狂。

印堂

定位： 在头部，两眉毛内侧端中间的凹陷中。

轻松找穴： 两眉头连线的中点处。

主治： 头痛、眩晕、失眠、小儿惊风、鼻塞、鼻渊、眉棱骨痛、目痛。

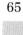
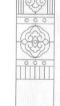

腧穴定位

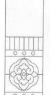

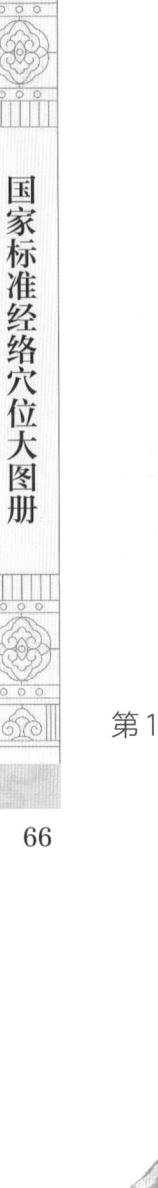

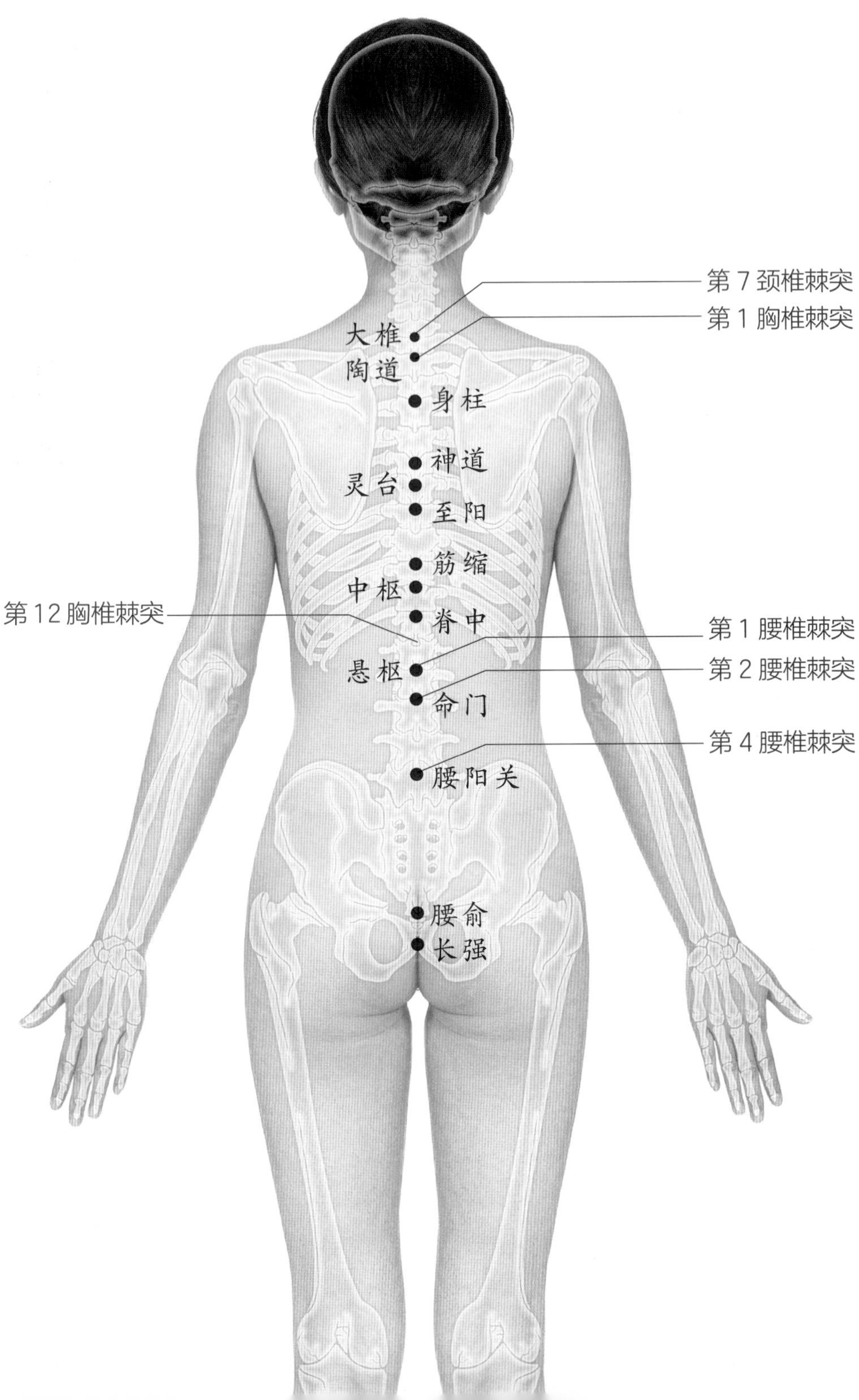

第7颈椎棘突
第1胸椎棘突

大椎
陶道
身柱
神道
灵台
至阳
筋缩
中枢
脊中
悬枢
命门

第12胸椎棘突

第1腰椎棘突
第2腰椎棘突

第4腰椎棘突

腰阳关

腰俞
长强

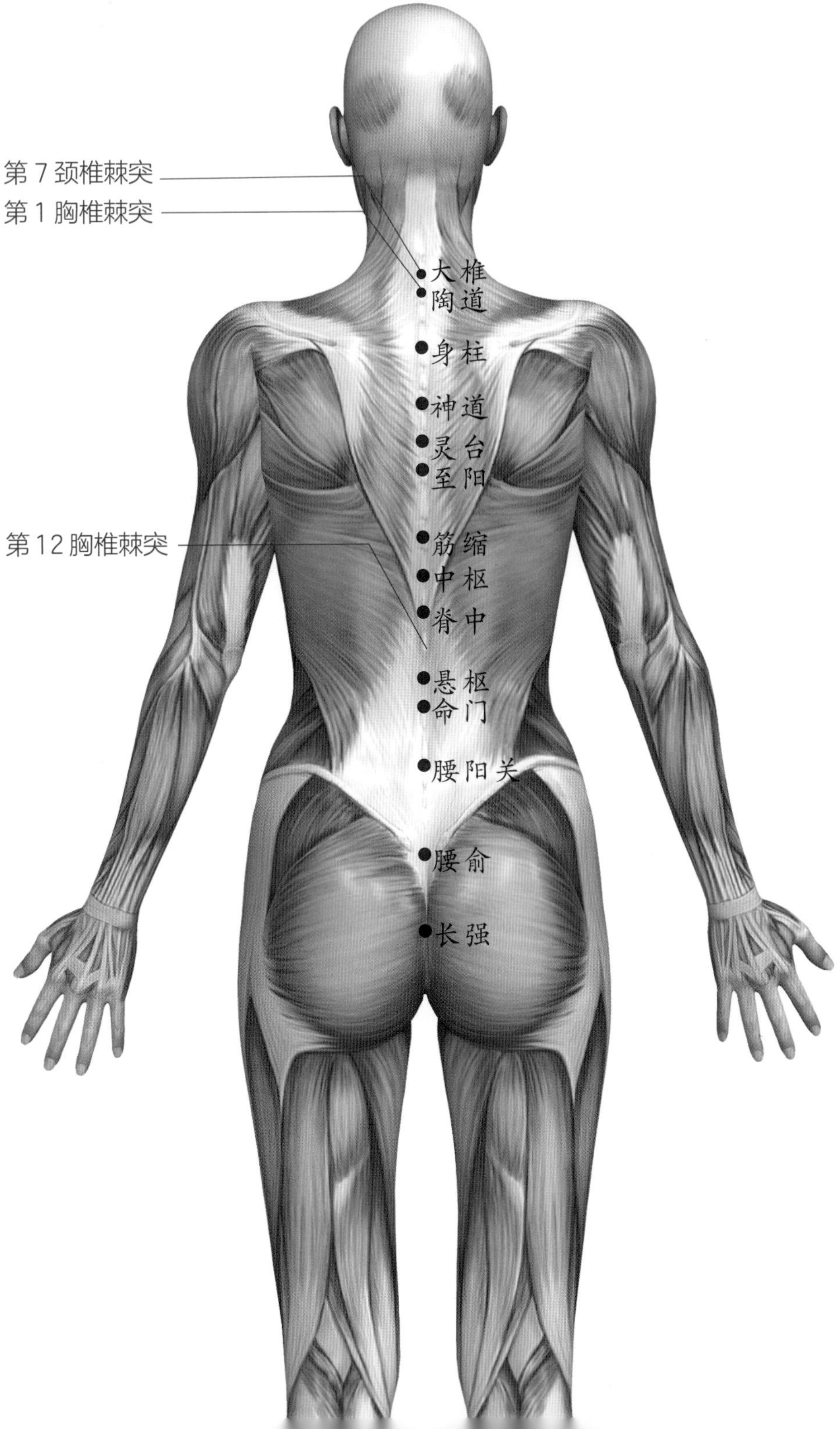

第7颈椎棘突
第1胸椎棘突

大椎
陶道
身柱
神道
灵台
至阳
筋缩
中枢
脊中
悬枢
命门

第12胸椎棘突

腰阳关

腰俞
长强

长强

定位: 在会阴部, 尾骨下方, 尾骨端与肛门连线的中点处。

轻松找穴: 在尾骨端下, 当尾骨端与肛门连线的中点处。

主治: 腹泻、痢疾、便血、便秘、痔疮、脱肛、癫狂、腰脊和尾骶部疼痛。

腰俞

定位: 在骶区, 正对骶管裂孔, 后正中线上。

轻松找穴: 先取尾骨上方左右的骶角, 再取两骶角下缘的连线与后正中线的交点处。

主治: 腹泻、痢疾、便血、便秘、痔疮、脱肛、月经不调、经闭、腰脊强痛、下肢痿痹、痫证。

腰阳关

定位: 在脊柱区, 第4腰椎棘突下凹陷中, 后正中线上。

轻松找穴: 两髂嵴最高点在腰部连线的中点下方可触及一凹陷处。

主治: 腰骶疼痛、下肢痿痹、月经不调、赤白带下、遗精、阳痿。

命门

定位: 在脊柱区, 第2腰椎棘突下凹陷中, 后正中线上。

轻松找穴: 取一线过脐水平绕腰腹一周, 该线与后正中线交点处。

主治: 腰脊强痛、下肢痿痹、月经不调、赤白带下、痛经、经闭、不孕、遗精、阳痿、精冷不育、小便频数、小腹冷痛、腹泻。

悬枢

定位: 在脊柱区, 第1腰椎棘突下凹陷中, 后正中线上。

轻松找穴: 从命门沿后正中线向上1个椎体(第1腰椎), 其棘突下凹陷处。

主治: 腰脊强痛、腹胀、腹痛、完谷不化、腹泻、痢疾。

脊中

定位: 在脊柱区, 第11胸椎棘突下凹陷中, 后正中线上。

轻松找穴: 从两侧肩胛下角连线与后正中线相交处垂直向下4个椎体, 其棘突下凹陷处。

主治: 癫狂、黄疸、腹泻、痢疾、痔疮、脱肛、便血、腰脊强痛、小儿疳积。

中枢

定位: 在脊柱区, 第10胸椎棘突下凹陷中, 后正中线上。

轻松找穴: 两侧肩胛下角连线与后正中线相交处垂直向下3个椎体, 其棘突下凹陷处。

主治: 黄疸、呕吐、腹满、胃痛、食欲不振、腰背疼痛。

筋缩

定位: 在脊柱区, 第9胸椎棘突下凹陷中, 后正中线上。

轻松找穴: 两侧肩胛下角连线与后正中线相交处垂直向下2个椎体, 其棘突下凹陷处。

主治: 癫狂、抽搐、脊强、四肢不收、筋挛拘急、胃痛、黄疸。

至阳

定位: 在脊柱区, 第7胸椎棘突下凹陷中, 后正中线上。

轻松找穴: 取一线过两侧肩胛下角水平绕胸背一周与后正中线相交处。

主治: 黄疸、胸胁胀满、咳嗽、气喘、腰背疼痛。

灵台

定位: 在脊柱区, 第6胸椎棘突下凹陷中, 后正中线上。

轻松找穴: 从两侧肩胛下角连线与后正中线相交处垂直向上1个椎体, 其棘突下凹陷处。

主治: 咳嗽、气喘、脊痛、项强、疔疮。

神道

定位: 在脊柱区, 第5胸椎棘突下凹陷中, 后正中线上。

轻松找穴: 两侧肩胛下角连线与后正中线相交处垂直向上2个椎体, 其棘突下凹陷处。

主治: 心痛、心悸、怔忡、失眠、健忘、中风不语、痫证、神志病、咳嗽、气喘、腰脊强、肩周炎、背痛。

身柱

定位: 在脊柱区, 第3胸椎棘突下凹陷中, 后正中线上。

轻松找穴: 从两侧肩胛下角连线与后正中线相交处垂直向上4个椎体, 其棘突下凹陷处。

主治: 身热、头痛、咳嗽、气喘、惊厥、癫狂、腰脊强痛、疔疮发背。

陶道

定位: 在脊柱区, 第1胸椎棘突下凹陷中, 后正中线上。

轻松找穴: 低头, 可见颈背部交界处椎骨有一高突(第7颈椎), 垂直向下1个胸椎(第1胸椎), 其棘突下的凹陷处。

主治: 热病、寒战发热、恶寒发热、咳嗽、气喘、骨蒸潮热、癫狂。

大椎

定位: 在脊柱区, 第7颈椎棘突下凹陷中, 后正中线上。

轻松找穴: 低头, 可见颈背部交界处椎骨有一高突(第7颈椎), 其棘突下凹陷处。

主治: 热病、寒战发热、恶寒发热、咳嗽、气喘、骨蒸潮热、癫狂、小儿惊风、项强、脊痛、风疹、痤疮。

腧穴定位

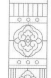

■ 任脉腧穴

承浆
廉泉
天突
璇玑
华盖
紫宫
玉堂
膻中
中庭
鸠尾
巨阙
上脘
中脘
建里
下脘
水分
神阙
阴交
气海
石门
关元
中极
曲骨

耻骨联合

8
7
6
5
4
3
2
1
0
1.5
2
3
4
5

会阴

定位: 在会阴区,男性在阴囊部与肛门连线的中点,女性在大阴唇后联合与肛门连线的中点。

轻松找穴: 在会阴部,取两阴连线的中点处。

主治: 溺水窒息、昏迷、小便不利、遗尿、阴痛、外阴瘙痒、脱肛、痔疮、遗精、月经不调。

曲骨

定位: 在下腹部,耻骨联合上缘,前正中线上。

轻松找穴: 从髋两侧沿骨盆上缘向前正中线摸,至前正中线上耻骨联合上缘的中点。

主治: 小便不利、遗尿、遗精、阳痿、阴囊湿痒、月经不调、痛经、赤白带下。

中极

定位: 在下腹部,脐中下4寸,前正中线上。

轻松找穴: 耻骨联合上缘中点与肚脐连线的上1/5与下4/5的交点处。

主治: 遗尿、癃闭、遗精、阳痿、不育、月经不调、阴道脱垂、不孕、产后恶露不尽。

关元

定位: 在下腹部,脐中下3寸,前正中线上。

轻松找穴: 从肚脐起沿下腹部前正中线直下4横指处。

主治: 虚劳冷惫、羸瘦无力、少腹疼痛、疝气、腹泻、脱肛、尿血、尿闭、尿频、遗精、阳痿、早泄、月经不调、恶露不尽、胞衣不下。

石门

定位: 在下腹部,脐中下2寸,前正中线上。

轻松找穴: 从肚脐起沿下腹部前正中线直下3横指处。

主治: 腹胀、腹泻、痢疾、绕脐疼痛、疝气、水肿、小便不利、遗精、阳痿、经闭、带下、崩漏、产后恶露不尽。

气海

定位: 在下腹部,脐中下1.5寸,前正中线上。

轻松找穴: 从肚脐起沿下腹部前正中线直下2横指处。

主治: 虚脱、形体羸瘦、乏力、水谷不化、绕脐疼痛、腹泻、便秘、小便不利、遗尿、遗精、阳痿、疝气、月经不调、带下、产后恶露不止。

国家标准经络穴位大图册

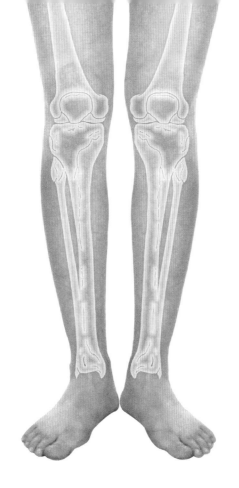

阴交

定位： 在下腹部，脐中下 1 寸，前正中线上。

轻松找穴： 从肚脐起沿下腹部前正中线直下 1 横指（拇指）处。

主治： 疝气、水肿、小便不利、月经不调、带下。

神阙

定位： 在脐区，脐中央。

轻松找穴： 肚脐所在处。

主治： 虚脱、中风脱证、腹痛、腹胀、腹泻、痢疾、便秘、脱肛、水肿、小便不利。

水分

定位： 在上腹部，脐中上 1 寸，前正中线上。

轻松找穴： 从肚脐起沿腹部前正中线直上 1 横指处。

主治： 水肿、小便不利、腹痛、腹泻、反胃吐食。

下脘

定位： 在上腹部，脐中上 2 寸，前正中线上。

轻松找穴： 从肚脐起沿腹部前正中线直上 3 横指处。

主治： 腹痛、腹胀、腹泻、呕吐、食谷不化、小儿疳积、痞块。

建里

定位： 在上腹部，脐中上 3 寸，前正中线上。

轻松找穴： 从肚脐起沿腹部前正中线直上 4 横指处。

主治： 胃痛、呕吐、食欲不振、腹胀、水肿。

中脘

定位： 在上腹部，脐中上 4 寸，前正中线上。

轻松找穴： 肚脐与胸剑联合连线的中点对应处。

主治： 胃痛、腹胀、纳呆、呕吐、吞酸、呃逆、小儿疳积、黄疸、脏燥。

上脘

定位： 在上腹部，脐中上 5 寸，前正中线上。

轻松找穴： 肚脐与胸剑联合连线的中点直上 1 横指处。

主治： 胃痛、呕吐、呃逆、腹胀、癫狂。

巨阙

定位： 在上腹部，脐中上 6 寸，前正中线上。

轻松找穴： 从胸剑联合部沿前正中线直下 3 横指处。

主治： 癫狂、胸痛、心悸、呕吐、吞酸。

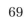

腧穴定位

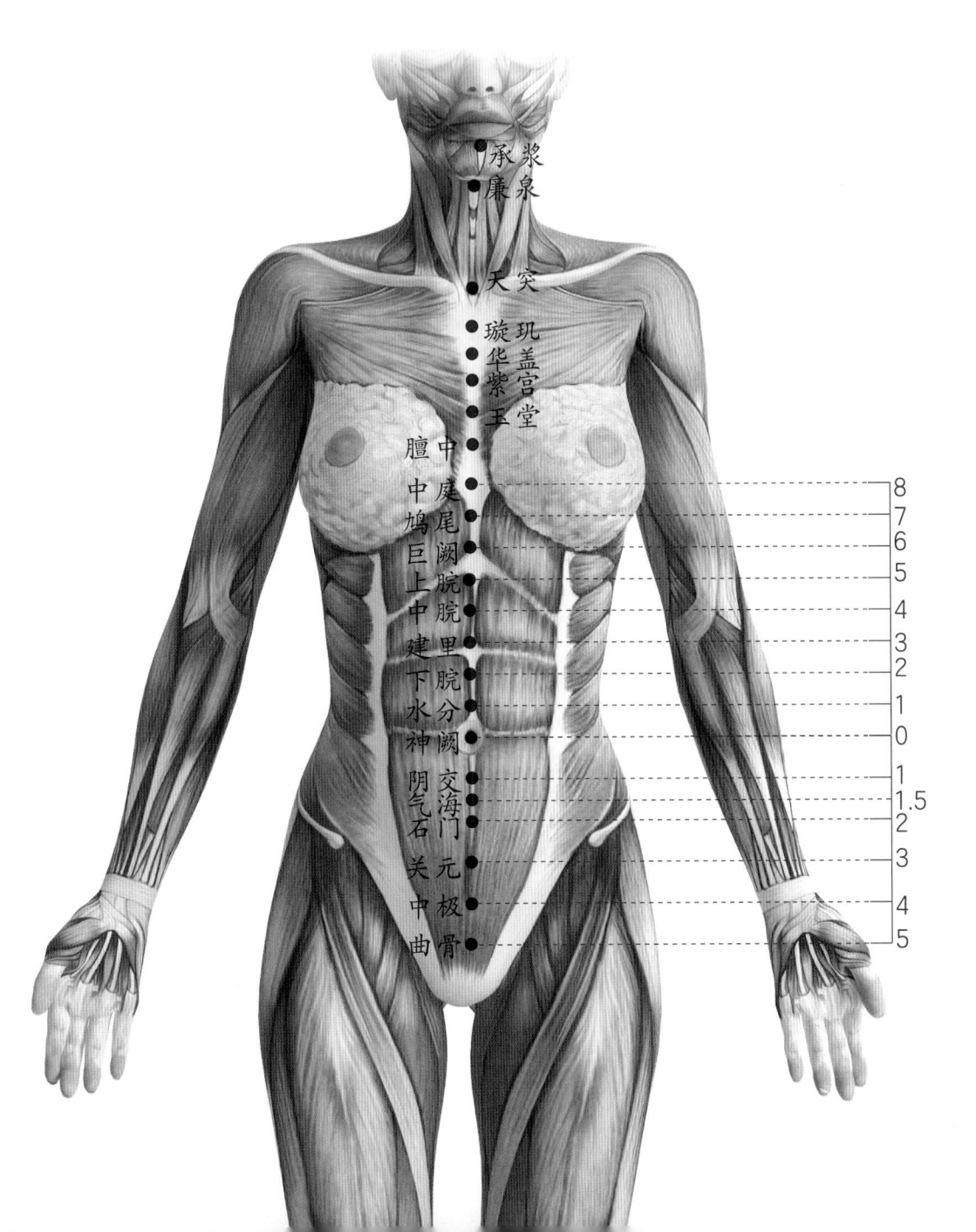

鸠尾

定位： 在上腹部，剑胸结合部下 1 寸，前正中线上。

轻松找穴： 从胸剑结合部沿前正中线直下 1 横指处。

主治： 癫狂、胸痛、腹胀、呃逆。

中庭

定位： 在胸部，胸剑结合中点处，前正中线上。

轻松找穴： 胸部前正中线上胸骨体与剑突间可触及一凹陷处。

主治： 胸胁胀痛、心痛、呕吐、小儿吐乳。

膻中

定位： 在胸部，横平第 4 肋间隙，前正中线上。

轻松找穴： 两乳头连线的中点对应处。

主治： 咳嗽、气喘、胸闷、心痛、呃逆、产后乳少、乳房肿痛、乳房肿块。

玉堂

定位： 在胸部，横平第 3 肋间隙，前正中线上。

轻松找穴： 两乳头连线的中点向上推 1 肋骨，按压有酸痛感处。

主治： 咳嗽、气喘、胸闷、乳房胀痛、呕吐。

紫宫

定位： 在胸部，横平第 2 肋间隙，前正中线上。

轻松找穴： 仰卧位，将膻中与胸骨角相连进行3等分，膻中上2/3与下1/3的交点，平第2肋间，按压有酸胀感处。

主治： 咳嗽、气喘、胸痛。

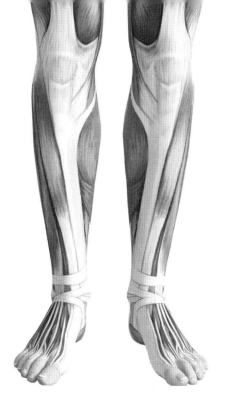

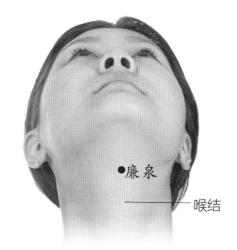

——— 喉结

●廉泉

会阴

华盖

定位： 在胸部，横平第 1 肋间隙，前正中线上。

轻松找穴： 在胸部前正中线上可见胸骨前部有一微向前凸的角（胸骨角），此角中点处。

主治： 咳嗽、气喘、胸痛。

璇玑

定位： 在胸部，胸骨上窝下 1 寸，前正中线上。

轻松找穴： 从天突沿前正中线向下 1 横指处。

主治： 咳嗽、气喘、胸痛、咽喉肿痛、积食。

天突

定位： 在颈前区，胸骨上窝中央，前正中线上。

轻松找穴： 由喉结直下可摸到一凹窝（胸骨上窝），在此凹窝中央，按压有酸胀感处。

主治： 咳嗽、哮喘、胸痛、咽喉肿痛、急性咽喉炎、甲状腺肿大、梅核气、呃逆。

廉泉

定位： 在颈前区，喉结上方，舌骨上缘凹陷中，前正中线上。

轻松找穴： 在喉结上方可触及舌骨体，舌骨上缘中点的凹陷处。

主治： 中风失语、急性咽喉炎、吞咽困难、舌缓流涎、舌下肿痛、口舌生疮、扁桃体炎。

承浆

定位： 在面部，颏唇沟的正中凹陷处。

轻松找穴： 颏唇沟的正中，按压有凹陷处。

主治： 口歪、齿龈肿痛、流涎、急性咽喉炎、癫狂。

腧穴定位

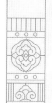

【经外奇穴】

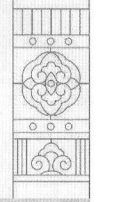

头颈部穴

四神聪

定位： 在头部，百会前后左右各旁开1寸，共4穴。

轻松找穴： 后神聪在前后发际正中线的中点处，前顶后0.5寸为前神聪。

主治： 头痛、眩晕、失眠、健忘、癫痫、痴呆。

当阳

定位： 在头部，瞳孔直上，前发际上1寸。

轻松找穴： 头临泣直上0.5寸，横平上星。

主治： 偏、正头痛，眩晕，目赤肿痛。

鱼腰

定位： 在头部，瞳孔直上，眉毛中。

主治： 目赤肿痛、目翳、眼睑下垂、眼睑痉挛、眉棱骨痛、高血压。

太阳

定位： 在头部，眉梢与目外眦之间，向后约1横指的凹陷中。

轻松找穴： 丝竹空与瞳子髎连线中点向外约1横指处。

主治： 头痛、目疾、牙痛、面痛、头晕、神经衰弱、假性近视。

耳尖

定位： 在耳区，在外耳轮的最高点。

轻松找穴： 折耳向前时，耳郭上方的尖端处。

主治： 目赤肿痛、目翳、睑腺炎、咽喉肿痛。

球后

定位： 在面部，眶下缘外1/4与内3/4交界处。

轻松找穴： 承泣的稍外上方。

主治： 目疾。

上迎香

定位： 在面部，鼻翼软骨与鼻甲的交界处，近鼻翼沟上端处。

主治： 鼻塞、鼻窦炎、目赤肿痛、迎风流泪、头痛。

内迎香

定位： 在鼻孔内，鼻翼软骨与鼻甲交界的黏膜处。

轻松找穴： 与上迎香相对处的鼻黏膜上。

主治： 鼻疾、目赤肿痛。

聚泉

定位： 在口腔内，舌背正中缝的中点处。

主治： 舌强、舌缓、食不知味、2型糖尿病、气喘。

海泉

定位： 在口腔内，舌下系带中点处。

主治： 舌体肿胀、舌缓不收、2型糖尿病。

金津、玉液

定位： 在口腔内，舌下系带，左侧的静脉上为金津；右侧的静脉上为玉液。

主治： 舌强不语、舌肿、口疮、呕吐、2型糖尿病。

翳明

定位： 在项部，翳风后1寸。

主治： 目疾、耳鸣、失眠、头痛。

颈百劳

定位： 在颈部，第7颈椎棘突直上2寸，后正中线旁开1寸。

主治： 支气管炎、颈椎病、肺结核。

胸腹部穴

子宫

定位： 在下腹部，脐中下4寸，前正中线旁开3寸。

轻松找穴： 胃经线与脾经线中间，横平中极。

主治： 月经不调、痛经、盆腔炎、子宫脱垂。

定喘

定位： 在脊柱区，横平第7颈椎棘突下，后正中线旁开0.5寸。

轻松找穴： 大椎旁开0.5寸。

主治： 哮喘、咳嗽、肩周炎、背痛、落枕。

夹脊

定位： 在脊柱区，第1胸椎至第5腰椎棘突下两侧，后正中线旁开0.5寸，一侧17穴。

主治： 上胸部的穴位治疗心肺、上肢疾病；下胸部的穴位治疗胃肠疾病；腰部的穴位治疗腰腹及下肢疾病。

胃脘下俞

定位： 在脊柱区，横平第8胸椎棘突下，后正中线旁开1.5寸。

轻松找穴： 在膈俞与肝俞中间。

主治： 胃痛、腹痛、胸胁痛、2型糖尿病。

痞根

定位： 在腰区，横平第1腰椎棘突下，后正中线旁开3.5寸。

轻松找穴： 肓门外0.5寸。

主治： 痞块、腰痛。

下极俞

定位： 在腰区，第3腰椎棘突下。

轻松找穴： 命门下1个棘突。

主治： 腰痛、腹痛、腹泻、下肢酸痛。

腰宜

定位： 在腰区，横平第4腰椎棘突下，后正中线旁开3寸。

轻松找穴： 大肠俞外1.5寸。

主治： 腰挫伤、腰腿痛。

腰眼

定位： 在腰区，横平第4腰椎棘突下，后正中线旁开约3.5寸凹陷中。

轻松找穴： 直立时，约横平腰阳关两侧呈现的圆形凹陷中。

主治： 腰痛、月经不调、带下。

十七椎

定位： 在腰区，第5腰椎棘突下凹陷中。

轻松找穴： 腰阳关下1个棘突。

主治： 腰腿痛、半身不遂、崩漏、月经不调。

腰奇

定位： 在骶区，尾骨端直上2寸，骶角之间凹陷中。

主治： 癫狂、头痛、失眠、便秘。

肘尖

定位： 在肘后区，尺骨鹰嘴的尖端。

主治： 瘰疬、疔疮、颈淋巴结结核。

二白

定位： 在前臂前区，腕掌侧远端横纹上4寸，桡侧腕屈肌腱的两侧，一肢2穴。

轻松找穴： 屈腕，显现两条肌腱，其中一个穴点在间使后1寸两腱间，另一穴点在桡侧腕屈肌腱的桡侧。

主治： 痔疮、脱肛、前臂痛、胸胁痛。

中泉

定位： 在前臂后区，腕背侧远端横纹上，指总伸肌腱桡侧的凹陷中。

轻松找穴： 阳溪与阳池连线的中点处。

主治： 胸胁胀满、咳嗽、气喘、心痛、胃脘疼痛、掌心发热。

中魁

定位： 在手指，中指背面，近侧指间关节的中点处。

主治： 牙痛、鼻出血、反胃、呕吐。

大骨空

定位： 在手指，拇指背面，指间关节的中点处。

主治： 目痛、目翳、吐泻、鼻出血。

小骨空

定位： 在手指，小指背面，近侧指间关节的中点处。

主治： 目赤肿痛、目翳、咽喉肿痛。

腰痛点

定位： 在手背，第2、3掌骨间及第4、5掌骨间，腕背侧远端横纹与掌指关节的中点处，一手2穴。

主治： 急性腰扭伤。

外劳宫

定位： 在手背，第2、3掌骨间，掌指关节后0.5寸（指寸）凹陷中。

轻松找穴： 与劳宫前后相对。

主治： 落枕、手指麻木、手指屈伸不利。

经外奇穴

八邪

定位： 在手背，第1~5指间，指蹼缘后方赤白肉际处，左右共8穴。

轻松找穴： 微握拳，第1~5指间缝纹端凹陷中，其中4、5指间穴即液门。

主治： 烦热、目痛、毒蛇咬伤、手背肿痛、手指麻木、小儿厌食。

四缝

定位： 在手指，第2~5指掌面的近侧指间关节横纹的中央，一手4穴。

主治： 小儿疳积、百日咳。

十宣

定位： 在手指，十指尖端，距指甲游离缘0.1寸，左右共10穴。

主治： 昏迷、高热、昏厥、中暑、癫痫、咽喉肿痛。

下肢穴

髋骨

定位： 在股前区，梁丘两旁各1.5寸，一肢2穴。

主治： 结核性关节炎、下肢痿痹。

鹤顶

定位： 在膝前区，髌底中点的上方凹陷中。

主治： 膝关节炎。

百虫窝

定位： 在股前区，髌底内侧端上3寸。

轻松找穴： 屈膝，血海上1寸。

主治： 皮肤瘙痒、风疹、湿疹、疮疡、胆道蛔虫症。

内膝眼

定位： 在膝部，髌韧带内侧凹陷处的中央。

轻松找穴： 与犊鼻内外相对。

主治： 膝关节炎。

胆囊

定位： 在小腿外侧，腓骨小头直下2寸。

主治： 胆囊炎、胆石症、胆绞痛、胆道蛔虫症。

阑尾

定位： 在小腿外侧，髌韧带外侧凹陷下5寸，胫骨前嵴外1横指（中指）。

轻松找穴： 上巨虚上1寸。

主治： 阑尾炎、胃炎。

内踝尖

定位： 在踝区，内踝的最凸起处。

主治： 乳蛾、牙痛、小儿不语、霍乱转筋。

外踝尖

定位： 在踝区，外踝的最凸起处。

主治： 十趾拘急、小腿外侧肌肉拘紧疼痛、牙痛、舌下血脉肿胀。

八风

定位： 在足背，第1~5趾间，趾蹼缘后方赤白肉际处，左右共8穴。

轻松找穴： 其中1、2，2、3，4、5趾间穴点即行间、内庭、侠溪。

主治： 胃痛、牙痛、头痛。

独阴

定位： 在足底，第2趾的跖侧远端趾间关节的中点。

主治： 月经不调、心绞痛、胃痛、呕吐。

气端

定位： 在足趾，十趾端的中央，距趾甲游离缘0.1寸，左右共10穴。

主治： 中风急救、足趾麻木、脚背红肿疼痛。

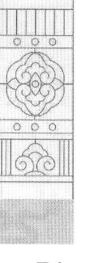

国家标准经络穴位大图册

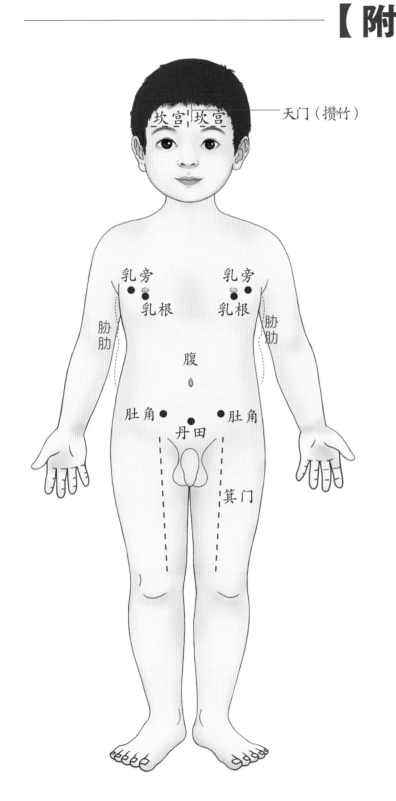

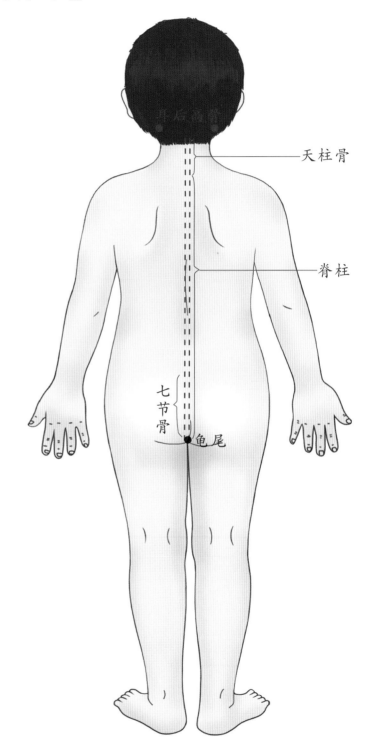

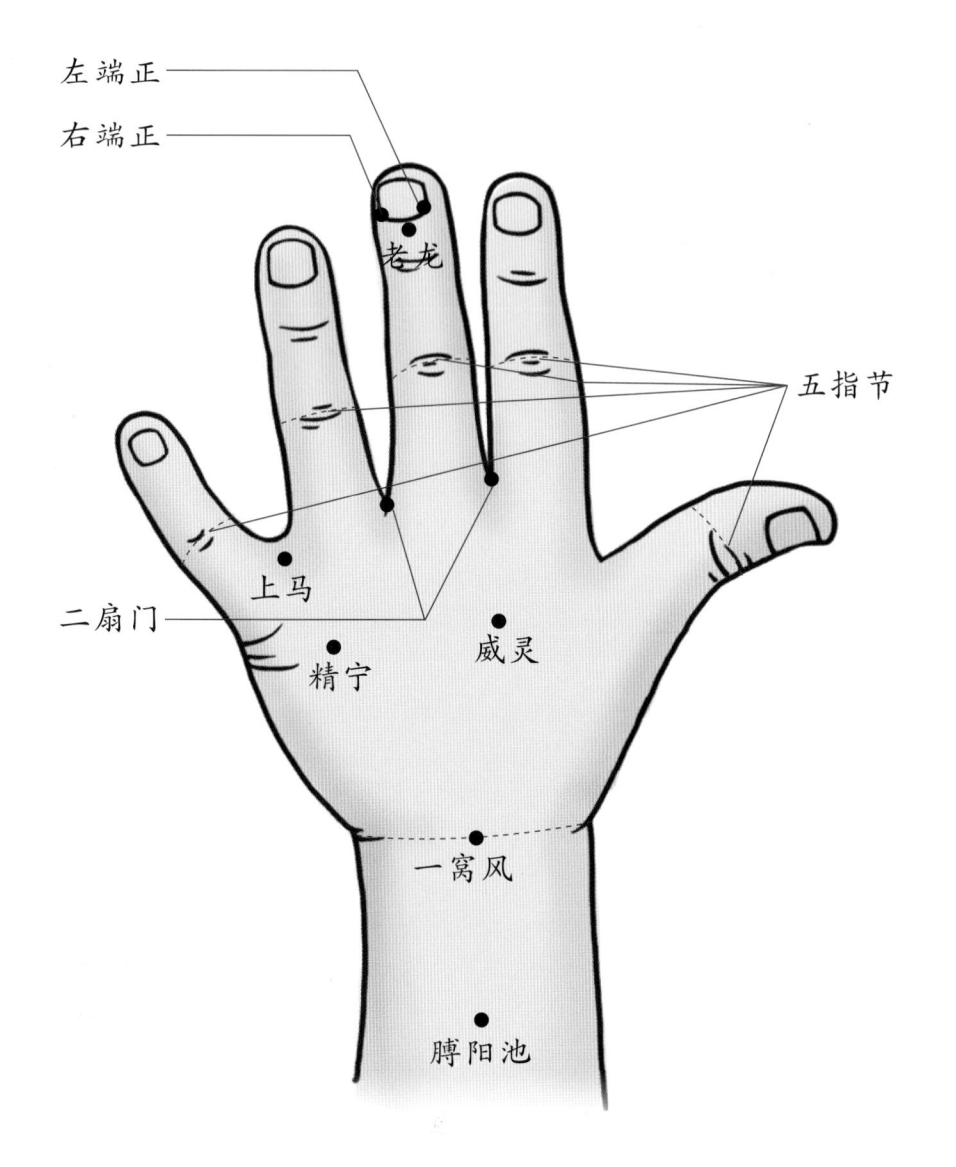

左端正
右端正
老龙
五指节
上马
二扇门
精宁
威灵
一窝风
膊阳池

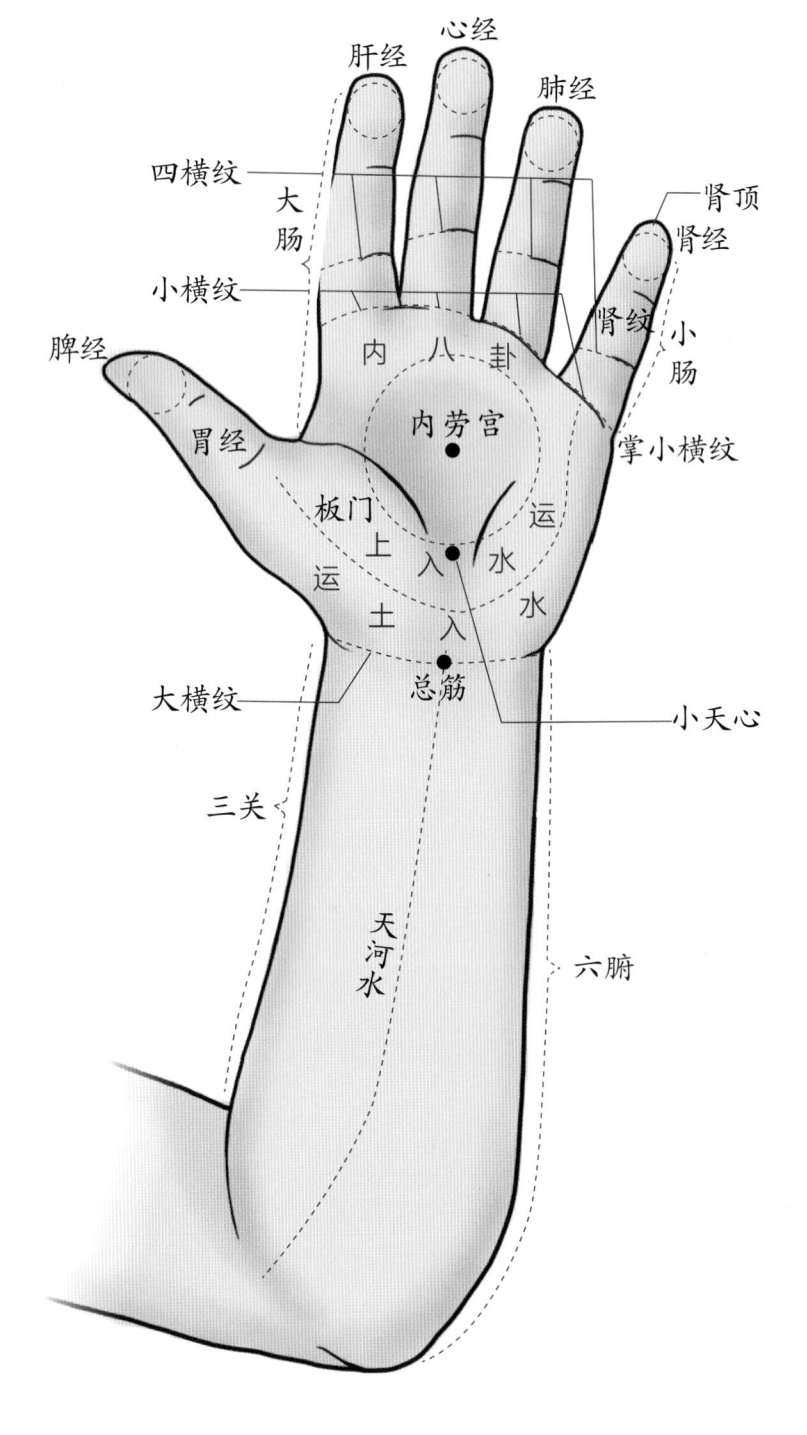

肝经
心经
肺经
四横纹
大肠
小横纹
脾经
胃经
板门
大横纹
三关
天河水
内八卦
内劳宫
上运
入土
入水
运水
总筋
肾顶
肾经
肾纹
小肠
掌小横纹
小天心
六腑

坎宫

功效： 疏风解表，醒脑明目，止头痛。

定位： 自眉头起沿眉向眉梢成一横线。

天门（攒竹）

功效： 发汗解表，镇静安神，开窍醒神。

定位： 两眉中间至前发际线成一直线。

耳后高骨

功效： 疏风解表，安神除烦。

定位： 耳后入发际高骨下凹陷中。

天柱骨

功效： 降逆止呕，祛风散寒。

定位： 颈后发际正中至大椎成一直线。

乳根

功效： 宽胸理气，止咳化痰。

定位： 乳下2分。

乳旁

功效： 宽胸理气，止咳化痰。

定位： 乳头外旁开0.2寸。

胁肋

功效： 顺气化痰，除胸闷，开积聚。

定位： 从腋下两胁至天枢处。

腹

功效： 健脾和胃，理气消食。

定位： 腹部。

丹田

功效： 培肾固本，温补下元，分清别浊。

定位： 小腹部（脐下2寸与3寸之间）。

肚角

功效： 止腹痛。

定位： 脐下2寸，前正中线旁开2寸。

脊柱

功效： 调阴阳，理气血，和脏腑，通经络，培元气，清热。

定位： 大椎至长强呈一直线。

七节骨

功效： 温阳止泻，泄热通便。

定位： 第4腰椎至尾椎骨端（长强）成一直线。

龟尾

功效： 调理大肠。

定位： 尾骨骨端。

箕门

功效： 利尿，清热。

定位： 在大腿内侧，膝盖上缘至腹股沟成一条直线。

脾经

功效： 补脾经能健脾胃，补气血；清脾经能清热利湿，化痰止呕。

定位： 拇指桡侧缘，自指尖至指根赤白肉际处。

肝经

功效： 平肝泻火，息风镇惊，解郁除烦。

定位： 食指末节罗纹面。

心经

功效： 清心经可清心泻火；补心经可养心安神。

定位： 中指末节罗纹面。

肺经

功效： 补肺经可补益肺气；清肺经可宣肺清热，疏风解表，化痰止咳。

定位： 环指末节罗纹面。

肾经

功效： 补肾经可补肾益脑，温养下元；清肾经可清利下焦湿热。

定位： 小指至掌根尺侧边缘成一直线。

小肠

功效： 清热利尿。

定位： 小指尺侧边缘，自指尖到指根成一直线。

大肠

功效： 补大肠可涩肠固脱，温中止泻；清大肠可清利肠腑，除湿热，导积滞。

定位： 食指桡侧缘，自食指指尖至虎口成一直线。

肾纹

功效： 祛风明目，散瘀结。

定位： 手掌面，小指第2指间关节横纹处。

肾顶

功效： 收敛元气，固表止汗。

定位： 小指指端。

四横纹

功效： 掐四横纹可退热除烦，散瘀结；推四横纹可调中行气，和气血，消胀满。

定位： 掌面食、中、环、小指第一指间关节横纹处。

小横纹

功效： 退热，消胀，散结。

定位： 掌面食、中、环、小指掌指关节横纹处。

掌小横纹

功效： 清热散结，宽胸宣肺，化痰止咳。

定位： 掌面小指根下，尺侧掌纹头。

胃经

功效： 健脾胃，助运化，和胃降逆。

定位： 拇指掌面近掌端第一节。

板门

功效： 健脾和胃，消食化滞。

定位： 手掌大鱼际平面。

内劳宫

功效： 清热除烦，清虚热。

定位： 掌中心，屈指时中指与环指指端之间中点。

小天心

功效： 清热，镇惊，利尿，明目。

定位： 手掌面大小鱼际肌交接处凹陷中。

运水入土、运土入水

功效： 运土入水可清脾胃湿热，利尿止泻；运水入土可健脾助运，润燥通便。

定位： 手掌面、大指根至小指根，沿手掌边缘一条弧形曲线。自拇指根沿手掌边缘，经小天心推运至小指根，称运土入水；反之，称运水入土。

总筋

功效： 清心经热，散结止痉，调畅气机。

定位： 掌后横纹中点。

大横纹

功效： 平衡阴阳，调和气血，行滞消食。

定位： 仰掌，掌面横纹。靠近拇指端称作阳池，靠近小指端称作阴池。

端正

功效： 利湿止泻。

定位： 中指甲根两侧赤白肉际处。桡侧称左端正，尺侧称右端正。

老龙

功效： 开窍醒神。

定位： 中指甲后一分处。

五指节

功效： 安神镇惊，祛风开窍。

定位： 掌背五指第1指关节。

二扇门

功效： 发汗透表，退热平喘。

定位： 掌背中指根本节两侧凹陷处。

上马

功效： 滋阴补肾。

定位： 手背环指与小指掌指关节后凹陷处。

威灵

功效： 开窍醒神。

定位： 手背外劳宫旁，第2、3掌骨间。

精宁

功效： 行气，化痰，破结。

定位： 手背外劳宫旁，第4、5掌骨间。

膊阳池

功效： 解表清热，通络止痛。

定位： 前臂，尺骨与掌骨之间，与内间使相对处。

一窝风

功效： 温中行气，除痹痛。

定位： 手背腕横纹正中凹陷处。

三关

功效： 温阳散寒，补气行气，发汗解表。

定位： 前臂桡侧缘，太渊至曲池成一条直线。

六腑

功效： 清热解毒，凉血。

定位： 前臂尺侧，阴池至鹰嘴突处成一条直线。

天河水

功效： 清热解表，泻火除烦。

定位： 前臂正中，总筋至洪池成一条直线。